脾胃余论

——中医余绍源教授临床解惑录

胡学军　陈延　主编

广东科技出版社
SPM 南方出版传媒
全国优秀出版社

·广州·

图书在版编目（CIP）数据

脾胃余论：名中医余绍源教授临床解惑录 / 胡学军，陈延主编. —广州：广东科技出版社，2020.7

ISBN 978-7-5359-7478-5

Ⅰ.①脾… Ⅱ.①胡… ②陈… Ⅲ.①脾胃病—中医疗法 Ⅳ.①R256.3

中国版本图书馆CIP数据核字（2020）第090829号

脾胃余论——名中医余绍源教授临床解惑录
Piwei Yu Lun——MingZhongyi Yushaoyuan Jiaoshou Linchuang Jiehuolu

出 版 人：朱文清

责任编辑：曾永琳　汤景清

装帧设计：友间文化

责任校对：杨崚松

责任印制：彭海波

出版发行：广东科技出版社

（广州市环市东路水荫路11号　邮政编码：510075）

销售热线：020-37592148 / 37607413

http://www.gdstp.com.cn

E-mail：gdkjzbb@gdstp.com.cn（编务室）

经　　销：广东新华发行集团股份有限公司

印　　刷：广州市彩源印刷有限公司

（广州市黄埔区百合三路8号201栋　邮政编码：510700）

规　　格：787mm×1 092mm　1/16　印张14.25　字数300千

版　　次：2020年7月第1版

2020年7月第1次印刷

定　　价：58.00元

编委会

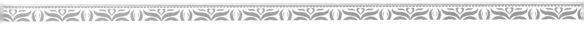

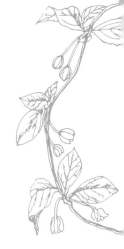

　　跟师是中医传承的重要方法之一，对老师的经验进行总结，一方面可以使名老中医的学术思想和临床经验得以传承；另一方面也可以使弟子系统总结老师的经验，提高弟子的临床诊治水平。作为弟子，能够将老师的学术思想和临床经验系统、规范地进行梳理、总结，并结集出版，也为跟师工作画上了一个圆满的句号。

　　笔者自2004年开始跟师余绍源教授，距今已十年有余。2008年，笔者与师姐张学斌主任一起，撰写跟师感悟著作1册，名为"脾胃续论——名中医余绍源传薪录"，书中记载了余绍源教授诊治脾胃及肝胆疾病的经验、病案、医话及跟师弟子发表的学术论文等，可以说是对余绍源教授的经验第一次比较系统的总结。

　　随着时间的推移和学识的深入，现在重新翻阅《脾胃续论——名中医余绍源传薪录》，发现虽然所列举的医案均来自余绍源教授临床，但在理解和分析方面尚欠缺火候，有些内容是从弟子的角度来理解，并未能深入阐述余绍源教授对疾病的认识。由于参与书籍编写的人员较多，编写时间仓促，有些内容存在重复或者理解不一样的地方，容易让后学者产生歧义。其实这种情况在很多中医师承的著作中都客观存在，比如《临证指南医案》并非叶天士自己所写，所以，其医案中所列出的药物使用的根据和思路后世医家争论颇多，理解各异，而无法统一。

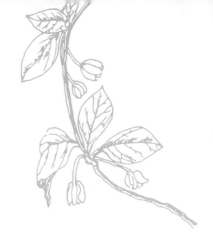

　　考虑到余绍源教授已年近八旬，为如实记录余绍源教授的诊治思路与经验，避免以后出现学术争论，笔者与胡学军教授商议，以《脾胃续论——名中医余绍源传薪录》为蓝本，结合临床上遇到的实际问题，以问答的形式对余绍源教授进行采访，对前书如何在临床上更好地运用进行请教。本书中所有内容都是余绍源教授亲述，保证了记录内容的真实性和准确性，为以后深入研究余绍源教授经验、在临床运用余绍源教授经验奠定了坚实的基础。

　　本书分为上、下两篇。上篇应题，主要是针对临床问题的解惑部分，由学生根据临床中遇到的问题及在学习前书中遇到的问题拟定问题，由余绍源教授进行解答，我们仅做客观记录，不对内容进行修改，如果需要注释或者补充的内容，都以附录的形式附于文末，从保证资料的严谨性和真实性。下篇为医话部分，主要收录余绍源教授亲笔书写的文章及讲授的课件等，作为对《脾胃续论——名中医余绍源传薪录》一书的补充。

　　一般名老中医经验著作多以弟子代笔者多，亲笔书写者少，本书虽非余绍源教授亲笔所书，但以采访的形式对其经验进行总结，也是一种新的尝试，希望能够真实保留余绍源教授诊治脾胃肝胆疾病的理论与经验，为余绍源教授八十大寿献上一份贺礼。

陈延

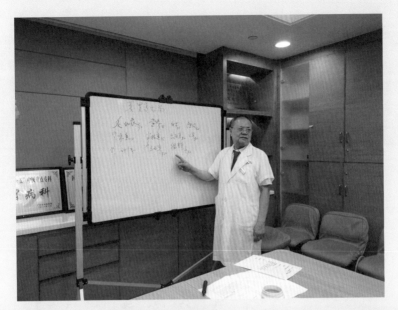

余绍源教授

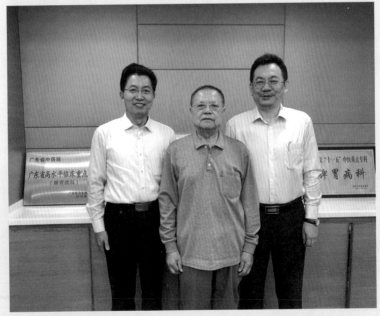

余绍源教授（中），陈延主任（右），胡学军（左）

沁園春　八十初度

欣逢盛世，喜促良辰，莫謂遲暮。

七秩迎恩生，知欲誤少；穿經緯膏，學海才疏。

坐鏡咸新，新碑作鏡鏡，端方誠心不解虛。

余唯誠，元傳元慧劍，斬盡瘴魔。

為迷奉到又如何？自愧年春秋不多。

念脫練釋鞭，暗輪化扇，輕危救嬌，綿綿

神从。而鬱添霜，年華虛度，前車人生

彈指走。善还有，有初心勵志，奮進改歇。

余紹源　庚子年冬月　書

余绍源教授所作《沁园春》

目 录
contents

上篇
临床解惑集

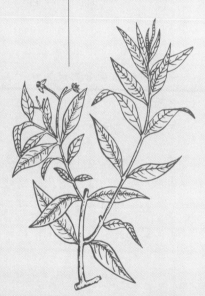

第一节　痞满诊治要略

弟子问：《伤寒论》谓"但满而不痛者，此为痞""心下痞，按之濡"，提出了痞的基本概念。《丹溪心法·痞》将胀满与痞满作了区分："胀满内胀而有形；痞者内觉痞闷，而外无胀急之形也。"您觉得临床医生该如何辨别胀满、痞满、痞块这几种不同的情况？

　余绍源教授答：《黄帝内经》里无"痞"字，只有"否"字，所以《黄帝内经》把"否"当"痞"字用，到张仲景《伤寒论》时才有"痞"。痞是自觉里面闷，是阻塞不通的意思。胀是自己觉得胀，而且在外看来不一定有形状。痞是闷胀但是不痛。中医从来没有立"痞满"的病名，因为患者不会主诉自己痞，到胃镜发展了，慢性胃炎诊断出来以后，为了跟消化性溃疡病的胃痛区分开来，才有胃痞、痞满的病名，但是慢性胃炎有时也可以有痛的。痞块是胃部有块东西，会走来走去，时起时散，会消失，等于是中医所讲的积聚。

弟子问："痞"病源于《伤寒论》，其病机为寒热错杂。虽然现在常把表现为胃胀的慢性胃炎归为痞满病，但从目前的教材上来看，其病机不仅有寒热错杂，还有纯实、纯虚，这样的话是否把痞满的概念扩大了？

余绍源教授答：这是六经辨证和脏腑辨证的问题。现在不能只局限于六经辨证，其他辨证方法也要会。现在《中医内科学》书中有痞满，现在一般认为胃炎叫痞满，消化性溃疡叫胃痛，其实也不能完全这样分，胃炎也不是完全不痛，它也有痛的时候，溃疡病也有不痛的时候，也有胀满的时候。但这种分开也有一定的好处，说明其倾向于功能性疾病。《伤寒论》讲的痞满是从六经辨证来看的，只是误治以后的变证，是痞满中很小的一部分，而我们现在的痞满包含了很多内容，不能只局限于伤寒误治的那小部分范围。

弟子问：临床上消化系统疾病如慢性胃炎、消化性溃疡、幽门梗阻、胃肠神经官能症、胆囊炎和胆石症等，均会出现腹胀或者胃胀的情况，这种情况是否属于中医痞满的范畴，为什么？

 余绍源教授答：对于以上所说的疾病，当它是轻度的时候，患者不痛，应该说它是痞满的范围；当其程度严重时，例如胆绞痛、胆囊炎、溃疡病，患者痛了，它就不能叫痞了，就是痛了。如果它是痞，则表示它程度不是很严重，例如有的溃疡病，并不会痛，只是胀满，当它是痞未尝不可。痞是发生在管道器官里面的，因它是气，心脏没有管道，没有痞，非管道器官没有痞。而胃肠道、胆道、胰管都是有管道的器官，都可以发生痞。

弟子问：《素问·五脏别论》中云"五脏者，藏精气而不泻也，故虽满而不能实。六腑者，传化物而不藏，故实而不能满也"。请问五脏和六腑出现功能异常都会出现痞满吗？为什么？

余绍源教授答：所谓"五脏者，藏精气而不泻也"，精是物质，气是功能，五脏是藏有功能的、物质的东西，它的精气不会随便地泄漏。"虽满而不能实"，实是堵塞的意思，就是说精气虽然满了，但不能堵塞。"六腑者，传化物而不藏"，化物是指糟粕，六腑是传糟粕的，不能藏，要排出来。"实而不能满"是指不能有堵塞管道的意思。所以我的意见是：五脏没有癌，六腑才有癌，因为"五脏藏精气而不泻，六腑传化物而不藏"。简单来说，六腑是管道脏器，才能有癌；五脏没有管道，不会有癌。

弟子问：中医圆运动的思想认为，脾胃在中央为气机之枢，肝心肺肾属于四维，四维脏器的气机升降不畅亦会影响中枢脾胃的气机，进而导致痞满。想请教一下您对这个认识的看法。

 余绍源教授答：消化系统从中医来看属于"土"，中医认为土很重要。因为出入都是土，出入、升降都是在土里面完成的。"饮入于胃，游溢精气，上输于脾，脾气散精，上归于肺，通调水道，下输膀胱，水精四布，五经并行，揆度以为常也"，这是中医总结的整个消化新陈代谢的过程。"出入"里，入是吃下去，出是排出来；"升降"就是上输于脾、上归于肺、通调水道、下输膀胱，所以升降浮沉都是在消化道里面完成的，是关系到人的很重要的作用。例如"睡着的人"加一个土字，就是"生"，人的一生是不能离开土的，小孩子出生叫呱呱坠地，到人去世则是入土为安，都和土有关。土是"生万物、长万物、归万物"。所以从中医理论的角度来看，五脏离开了土都不行。再例如，金木水火都是从土里长出来的：金是矿物质，是土里长出来的；木也是土里长出来的；水是高山的雪融化而来，"水利万物而不争""水唯能下"，才能成为海，也是土里出来的；火，石油也是地下土里出来的。所以土确实重要。脾胃可以引起其他脏腑的痞，其他四脏的气机不畅也能引起脾胃的痞。脾胃可以影响四脏，四脏也影响脾胃，这就是相关的问题。

弟子问：《中医内科学》中讲到胃痞的病机与肝脾有密切关系，现代医学也认为功能性消化不良等疾病的发病与心理因素密切相关。可否请您谈谈肝、脾、胃三脏功能与痞满之间的关系，以及在通过调肝治疗胃痞的见解和用药经验？

余绍源教授答：脾胃的调节功能主要靠肝，肝气调达可以平衡脾胃的功能。谈到肝和脾胃的问题，不外是气的问题，一个是理气，一个是降逆。气和脾胃的问题，我就不讲得太详细了，我可以举一些例子来说明，我讲讲药方大家可能就知道了。例如，第一是行气方。①越鞠丸，有解诸郁的作用。②金铃子散，有疏肝清热、活血止痛的作用。③半夏厚朴汤（四七汤），有行气散结，降逆化痰的作用。第二是降气降逆方。①四磨汤，有理气降逆，宽胸散结的作用。②旋覆代赭汤，有降逆化痰，益气和胃的作用。③橘皮竹茹汤，有降逆止呃，益气清热的作用。④丁香柿蒂汤，有温中益气，降逆止呕的作用。第三是调和脾胃、调和肝脾的方。①四逆散，有疏肝理气，解郁透邪的作用。②逍遥散，有疏肝解郁，健脾和营的作用。③痛泻要方，有补脾泻肝的作用。第四是调和肠胃的方。半夏泻心汤。第五是疏肝清热的方。左金丸、化肝煎、黄连温胆汤、丹栀逍遥散。通过运用以上的这些药方，可以完成肝对脾胃功能的调理。

弟子问：痞满的核心病机是脾胃功能失调，升降失司，胃气壅塞，又分气逆、气滞、气寒、气热、气陷、气虚、气郁、气乱、气浊、气秘等，如何进行辨治？您觉得辨治痞满的关键有哪些？是否为虚实两端？

上篇 临床解惑集

余绍源教授答：我的《痞证别论》（文见本书后附录）里有讲，我把痞满从"气"立论去解释，它的辨证、分型、方药我就不详细讲了，大家回去看看这一篇的内容就行了。关于辨治痞满的关键，虚实、寒热、升降都是重要的，不是单纯虚实的问题。

弟子问：痞满的病机，有感受外邪等由外而至，也有内伤饮食、情志不畅等由内而生，《证类治裁·痞满》有言："伤寒之痞，从外之内，故宜苦泄；杂病之痞，从内之外，故宜辛散。"伤寒误治成痞或杂病内伤致痞在治疗遣方用药时您的体会有什么不同？

余绍源教授答：其实很简单一句话就是《伤寒论》是六经辨证，痞集中在少阳病误下、误汗引起的并发症，而内伤杂病是脏腑辨证，没有误不误治的问题。它们的特点就是这样。

弟子问：柯韵伯说"泻心汤乃稍变柴胡半表之治，而推重少阳半里之意耳"。陈修园说"少阳主寒热，属于半表则为经，属于半里则为腑，其腑证有痞、痛、利、呕四证之辨"。由此可见，泻心汤证与柴胡汤证同属少阳病，而两者证情有区别。论其主症，柴胡汤证胸胁苦满，往来寒热；泻心汤证心下痞满，无往来寒热。论其病机，柴胡汤证为传经之邪，邪客少阳之经，象动；泻心汤证由误治而成，邪陷少阳枢机，象静。论其治法，一则主以柴胡流动之品，发散阳邪；一则君以半夏散结泄痞，直取病穴。其间一阳一阴，一动一静，证治迥异，殊曲同工。由此可见，半夏泻心汤为少阳气痞正治方。请问您对此有何看法？

余绍源教授答：半夏泻心汤是少阳病误治（误下）引起的一种变证，"伤寒五六日，呕而发热者，柴胡汤证具，而以他药下之，柴胡证仍在者，复与柴胡汤，此虽已下之，不为逆，必蒸蒸而振，却发热汗出而解；若心下满而硬痛者，此为结胸也，大陷胸汤主之；但满而不痛者，此为痞，柴胡不中与之，宜半夏泻心汤"，此时小柴胡汤不适合用了，以小柴胡汤原方去柴胡、生姜，加黄连、干姜，就不发表、不和解了，直接针对泻热内陷、寒热夹杂，而以辛开苦降之法解决，即为半夏泻心汤。少阳证误下有五个泻心汤，而半夏泻心汤是误下的基本方、基础方，仲景针对患者的主要症状表现不同，药味有加有减而成五个泻心汤。例如：生姜泻心汤，是针对误下以后，邪热和水气交结于肠胃，以呕为主的情况，重用生姜止呕，而减干姜用量，是针对水气；甘草泻心汤，是针对脾虚胃气衰弱，以干噫食臭、心烦，虚的症状为主的情况，故重用炙甘草补虚缓中；附子泻心汤，为什么会用附子呢？其又有心下痞，又有寒热夹杂，但是还出现了一个特殊症状"恶寒汗出"，原因是表阳虚，所以用附子、黄芩、黄连，其中黄芩、黄连用特殊的煎服方法，是泡开水，取其清淡轻扬，但附子久煎浓煎，取其重浊厚味，一寒一热，清热扶阳，这种特殊的煎服方法在《伤寒论》是比较少见的；大黄黄连泻心汤，主要是针对邪热入胃，邪热比较重的情况，所以加大黄泄里热。所以半夏泻心汤为少阳气痞的正治方，这个观点是对的。

弟子问：那您如何看待半夏泻心汤在治疗痞满病中的作用？

余绍源教授答：寒热夹杂引起的痞满可以用半夏泻心汤，半夏泻心汤是胃的寒热并调方，乌梅丸是肠的寒热并调方。（弟子：它的特点是舌苔要黄，舌质要淡。）对。

弟子问：在跟诊时发现您平时较少使用半夏，这是为什么呢？另外，您平时比较喜欢用神曲，但有些患者反映吃了不舒服，您是如何思考这一问题的？

 余绍源教授答：其实也不是不用半夏，只是平时比较少用。半夏有三大作用，一是化痰，一是除痞，一是止呕，需要用的时候还是可以用的。另外我想谈谈神曲，神曲的主要作用是和胃消食，其他的消导药没有这个功能。它是六种中药一起做成的（为辣蓼、青蒿、杏仁泥、赤小豆、鲜苍耳子加入面粉或麸皮后发酵而成的曲剂），它不是一种药物，我经常用，因为它不寒不温，外感也可以用，比较稳当。

弟子问：《伤寒论》认为痞病多为寒热错杂，并创立五个泻心汤治疗痞病，但目前临床上除了半夏泻心汤以外，其他的泻心汤用得不多，请谈谈您的理解。

余绍源教授答：五个泻心汤是误下之后的各种变证，有半夏泻心汤作为基础方，重用炙甘草则为甘草泻心汤，加生姜则为生姜泻心汤，以此类推加减。为什么其他泻心汤不多用？我个人觉得并不是不多用，而是临床上符合方证的患者遇见得少，就算是伤寒专家，也可能遇不齐五个泻心汤证的患者，甚至可能一生都看不完这五个变证。并非其他泻心汤就没有用了，我们掌握了五个泻心汤运用的基本原则就行了。

弟子问：脾胃虚弱是痞满的常见证型，治疗上需用健脾益气的中药如黄芪、党参等，但大量的补气药又易引起腹胀、痞满等，您在临床上

如何把握补气药的用量和药物配伍？

 余绍源教授答：临床上并没有说哪种特殊的痞满不能用大量补气药，一用就腹胀痞满更甚。所以一定要辨证，如果痞满是中气下陷，用大量补气药肯定是对的。如果辨证不对，不该用补气药而乱补，当然是不行的，甚至还会越来越重。例如李东垣的补中益气汤就是大量补气药而没有行气药，升麻、柴胡并不是行气药。所以还要辨证看是哪种痞满，不能绝对地说痞满不能用大量的补气药。

弟子问：痞满患者临床上很多见肝郁脾虚型，可以使用逍遥散、小柴胡汤、柴芍六君子汤等，这些方有何不同？临床之时如何选择？

 余绍源教授答：柴芍六君子汤是肝郁脾虚，比例方面大概一半一半，肝郁一半，脾虚一半；而像痛泻要方，肝木克脾，但其有泻后痛减，说明它肝气太旺，肝郁的多一点；用逍遥散肯定是有肝郁，还有血虚，方中有当归养血，所以它有养血柔肝的作用；小柴胡汤是和解剂，它有调和肝脾的作用。黄穗平主任你来解释一下。（黄穗平：小柴胡汤是和解少阳的代表方，口干口苦、目眩都是它的适应证，它不仅能治疗虚人外感，还能广泛用于其他系统的疾病。方中黄芩可清肝热、肺热；半夏可降，降胃气，胃以降为顺，它对胃胀有帮助；党参可健脾，是比较平和的健脾药。）

弟子问：痞满有难治有易治，如现代医学中的胃下垂，症状也多表现为痞满，临床治疗无论中西医都非常棘手，请问您在这方面有哪些治疗经验？

余绍源教授答：胃下垂除了中气不足之外，还要考虑有没有夹瘀、夹痰饮、夹水气等其他病机的可能，不能只是单纯补气，还要注意兼夹证。

弟子问：痞满多为慢性过程，常反复发作，经久不愈，久病必瘀，您在治疗痞满时是否会用一些活血化瘀的药物？都有哪些经验？

 余绍源教授答：我的姜胃复元汤里面就有活血化瘀药，中医有"久病必瘀"的观点，慢性病多存在一定的气滞血瘀，所以还是要稍用活血化瘀之药，一方面解决气滞血瘀，另一方面还可以调动气机。我的姜胃复元汤里就有三七。但如何选用还是要看具体情况，有人在治疗萎缩性胃炎时喜欢用三棱、莪术，我个人不大主张这样，觉得太过于破气，而萎缩性胃炎的患者多气虚。川芎也可以用，化肝煎里就有川芎，通过疏通肝气来活血。

弟子问：想请教一下，沉香对胃胀、嗳气、打嗝有很明显的作用，您一般怎么用？

 余绍源教授答：沉香要后下，一般起码要5g以上，5g到10g，凡木皆浮，唯沉香独降，所以它有降气的作用，降气中之气、血中之气用降香。木香可行气，但不降气。

弟子问：痞满患者的生活调摄方面要注意哪些？

余绍源教授答：生活规律，注意情绪调节，饮食不要过于刺激，避免酸甜辣，适当运动，这些都需要注意。应根据每个患者的实际情况辨证调摄、辨证施养。

第二节　胃痛诊治要略

弟子问：胃痛是临床上常见的消化系统症状，与消化性溃疡病、功能性消化不良（溃疡型）等疾病相关。现代医学认为，胃痛的产生主要与胃酸相关，所以，常规使用制酸药（质子泵抑制剂、H_2受体拮抗剂）等治疗，疗效稳定。您在临床上也经常在使用中药的同时使用制酸药物，对于这个问题您如何认识？中医药在胃痛的治疗过程中如何发挥作用？哪些患者需要纯中医治疗，哪些患者需要中西医结合治疗？我们在临床上应该如何选择？

 余绍源教授答：西药在制酸方面的确是发展很快，最初我们读书时没有什么制酸药，只有小苏打。（弟子：西咪替丁呢？），当时没有西咪替丁。首先使用的药是乙酰胆碱拮抗剂，普鲁苯辛、阿托品，接下来是胃泌素抑制剂，再下来是H_2受体拮抗剂，再下来是质子泵抑制剂，现在发展到H_2受体拮抗剂已经是比较落后了，就改用PPI（质子泵抑制剂）了。所以它的技术发展很快，这一点我们中医的确是落后了，在制酸药物的发展方面中医是落后了。所以在使用中药的同时我们就要考虑使用制酸药了，因为消化性溃疡病的理论是"无酸不溃疡"，治疗溃疡不用制酸药效果就不好，所以一定要用制酸药。因此对明确有溃疡的患者，我就要用制酸药，单纯使用中药效果没有那么好，而且它比较方便，每日一片，最多吃两片，就可以解决问题了。中药制酸的效果不如制酸药，所以还是要用制酸药，特别是与胃酸有关的疾病，这可以说是取长补短吧。这倒不是对中药不信任，主要是站在患者的角度上考虑，以患者为中心，以疗效为中心，不是以中医为中心。中医药在胃痛的治疗中如何发挥作用？我觉得这个问题不好回答，如果效果好，可以说什么作用都可以发挥，比西药更好。但发挥不了作用也不等于中医不行，因为我处理不到这个问题不等于中医没有经验，效果不好是我没有学好中医，与中医没有关系，所以这样的问题不好回答。至于哪些患者需要中西医结合治疗，要看临床的情况，比如消化性溃疡病我会选择中西医结合治疗，功能性疾病引起的胃痛不一定要加入西药。

弟子问：我们在临床上也经常见到使用制酸药治疗胃痛无效的患者，您是否有类似的医案？您觉得使用制酸药无效的患者原因是什么？中医应该如何思考及处理这种情况？

 余绍源教授答：我在临床上觉得，自从质子泵抑制剂出现以后，临床上基本可以解决胃酸的问题。以前是不行的，比如胃泌素瘤分泌大量的胃酸出来，消化性溃疡病的患者手术以后又有溃疡出来，反反复复地发展，但是质子泵抑制剂出现后，这些情况已经很少看见了。我也碰到有一些患者胃酸特别多，比如有一个开平的女患者，一个晚上要吃五六次东西，每小时都要起来吃东西，没有办法睡觉，那肯定是胃酸多了，我就让她每隔两个小时吃一片制酸药，这样吃了一段时间后症状就有所好转了，也就是说你真的胃酸多了，你就真的要去用，不要担心，要有胆量去用，它应该可以解决问题。但对于效果不好的，就需要中西医结合治疗了。

弟子问：基于西医的认识，一般情况下，对于胃痛的患者，是不主张食用酸、甜食物的，但在《中医内科学》的教材中，胃痛的脾胃虚弱证建议使用的方剂是黄芪建中汤。黄芪建中汤的君药是饴糖，您建议使用本方时是否要使用饴糖。如果不使用，是否需要用其他药物来替代？

如果不用替代，是否违背了黄芪建中汤"甘缓"的方义？

 余绍源教授答：黄芪建中汤基本上包括酸甜辣，所以理论上没有错。但是对于一些胃酸多的患者引起的胃痛，我不主张使用，你看它包括了酸甜辣，如果胃酸多的患者一吃，保证他要来急诊了。所以我们不要认为理论上对的东西，临床上一定有效。（弟子：所以您认为它不适合于胃酸多的患者，那虚寒型痉挛的呢？可不可以用白芍酸甘敛阴，缓急止痛？）我不是反对这条方，方是好方，而是要看我们在什么情况下使用，好像黄穗平主任所说虚偏寒，且胃酸不多的患者可以用。你们知道炙甘草是怎么做的吗？它是蜜糖煮开后，将甘草切片放下去，然后再晾干，它是很甜的，因此临床上对于胃痛的患者我很少用炙甘草，我觉得胃酸多的患者不适用。饴糖就是麦芽糖。（弟子：麦芽糖是小麦淀粉类发酵后提取的糖，性甘温，补脾润肺，对寒痛能缓急止痛，便秘能润肠通便。）对，要根据具体情况，胃酸多的就不宜使用。

弟子问：基于西医的认识，现在很多医生会在辨证论治的基础上，同时加用具有"制酸"作用的中药，如海螵蛸、瓦楞子、珍珠层粉等，对此您有什么看法？是否每个证型都可以加？如果加的话，是否要考虑到药物的性味归经及寒热温凉来进行加减，比如海螵蛸是咸、涩，温，归脾、肾经（《中国药典》）；瓦楞子甘、咸，平，入肝、脾经（《中药大词典》）；珍珠层粉是甘、咸，寒，归经归心、肝经（《中国药典》）。您平时是如何加减使用的？

 余绍源教授答：我在第一个问题就说了，单味中药制酸已经很少使用了，假如这些药对我们的治疗有帮助，那么不管是寒性还是热性，都不会有很大影响，我觉得在临床上都应该不拘一格去使用，都没有选择了，就那么几味药，所以只能偏寒的就加点偏温的药、偏热的就加点偏凉的药去调和，再挑剔就没有药可用了，具体要看情况，不是说不辨证，而是在这种情况下，我有时会三药齐用，例如乌贝散。（弟子：珍珠层粉好像不是制酸的？）珍珠层粉在我做住院医师的时候最为盛行，因为能保护胃黏膜，那时候质子泵抑制剂没出现，只有H₂受体阻滞剂开始出现，例如雷尼替丁，所以就用珍珠层粉，那时候珍珠层粉也多，小小只的。（弟子：胃乃安里面也有珍珠层粉。）简单地拿热水一冲就可以，跟田七粉差不多。后来因为制酸药越来越多，就慢慢退出了。

弟子问：虽然引起胃痛的病因很多，但"不通则痛"是核心的病机，尤其是对于慢性患者来说，血瘀是一个重要的病理产物，所以叶天士说："胃痛久而屡发，必有凝痰聚瘀"。因此很多医家会在辨证治疗的同时，加用活血祛瘀药，比如《中医内科学》教材上建议使用失笑散，您比较喜欢用田七粉，董建华先生喜欢用九香虫，对此您有什么看法？如果加的话，是否要考虑到药物的性味归经及寒热温凉来进行加减，比如三七甘、微苦，温，归肝、胃经（《中国药典》）；九香虫咸，温，归肝、脾、肾经（《中国药典》）；蒲黄甘，平，归肝、心包经（《中国药典》）。您平时是如何加减使用的？

余绍源教授答：九香虫我们用得比较少，在北方用得比较多，是一种昆虫类药，有温中止痛，补肾壮阳的作用。很小的，大约2厘米大，我们药房没有。它是咸的，归肾，所以它有温中止痛、补肾壮阳的作用，我觉得偏于虚寒的患者应该有效，不过南方很少用这个药。至于田七，它有祛瘀活血通络和止血的作用，所以经常胃痛的患者都会使用。蒲黄也是，性平，寒热温凉都可以用，有凉血止血的作用。所以没有什么加减，既然你有这样的作用就可以使用，需要通络时就可以用。性味归经很难说，像蒲黄，胃痛、腹痛的时候不用吗？它没有归脾胃经，也是可以选用的。

弟子问："不通则痛"是胃痛的核心病机，《脾胃续论》中也说治疗胃痛"行气为第一要旨"，请问有没有"不荣则痛"的情况？如何辨证论治？多选用什么药？

余绍源教授答：所谓"荣"，我觉得有几种意义，其实它指虚证的胃痛，包括气虚、阳虚、阴虚、血虚，不荣指胃络失去营养，比如气虚用补中益气汤、香砂六君子汤，阳虚用理中汤、附桂理中丸，阴虚用一贯煎、沙参麦冬汤，血虚用归脾汤、四物汤，这是不荣则痛，不一定热伤到络才痛。（弟子：没有涉及不通。）对，但它没有营养，就像树木没有水分的滋养。所以不荣就是虚痛。（弟子：你越行气就越痛？）对，所以需要补一下。（弟子：虚痛就是绵绵作痛。）

弟子问：湿热证是胃痛很常见的临床证型，教材上以清中汤为主方，相对来说有一些如黄连、栀子等苦寒的药物，而您在临床上治疗湿热型胃痛多喜使用蒲公英、竹茹、芦根等偏甘寒的药物，对此，您是如何考虑的？为什么？

余绍源教授答：凡是湿热证的大方向是清热利湿，根据湿热轻重来选择。清中汤有黄连、栀子；二陈汤加豆蔻芳香化湿；连朴饮也有黄连、栀子，它用厚朴、芦根，芦根甘凉除了清热还可以养胃阴。苦寒则伤阴，所以我喜欢用竹茹、芦根、蒲公英。我不是说你不可以用黄连、栀子，而是湿热不是很重的时候可以不用就不用，但该用的时候还是要用，比如舌苔很黄腻的时候不用不行，所以用药要考虑。（弟子：舌苔很厚用大黄？）对。根据湿热轻重选方，不是说不用，一般湿热不是很重的，所以不用。

弟子问：幽门螺杆菌感染是导致消化性溃疡病反复的主要原因之一。您认为中医是如何认识幽门螺杆菌的？中药治疗幽门螺杆菌感染的效果如何？单纯使用中医药治疗幽门螺杆菌是否可行？对于无法接受杀菌治疗或者杀菌治疗效果不佳的患者，中医有何处理方案？

余绍源教授答：幽门螺杆菌感染早期多为湿热中阻，所以早期都用清热利湿解毒这些药；后期很难讲，病情越来越重，久病必虚，伴有脾胃虚弱。所以治疗幽门螺杆菌感染应该综合治疗，有健脾益气，也有清热解毒，甚至用活血祛瘀的药来进行综合治疗。你很难单纯用香砂六君子汤或者三黄泻心汤，这恐怕不行。特别是杀菌效果不行的患者更要采用综合治疗的办法。要是你问我有什么好方，我也很难说有什么方专杀幽门螺杆菌，单纯靠中药短期内还是不行。

弟子问：胃痛方面，有胀痛，有隐痛，有刺痛，有绞痛，有阵发性痛及持续性痛之分，还有疼痛部位固定及不固定之分，请问在中医辨证论治或对症处理上有什么经验可以分享？

余绍源教授答：如果单纯从痛的性质来分，简单分还是可以，但还是要根据临床的症状来看。譬如胀痛大多与气机相关，要行气；隐痛大多因为虚；刺痛则因为血瘀；绞痛多数是寒痛；阵发性痛可能是气；持续性痛可能是外科痛，要警惕穿孔。如果要强行分，需要讲一个胃痛专题，这个需要比较长的时间。固定部位可能是器质性疾病或者血瘀，如果不固定就是功能性的，根据不同的性质选择药物。

弟子问：消化性溃疡病的反复发作是目前世界范围内的难题，与溃疡的不良愈合有关。据文献报道，使用中药能够改善溃疡的不良愈合，减少溃疡的反复。根据中医的认识，溃疡的反复发作是由于正气不足，多从脾虚论治，但对于这样的患者，选择疗程以多长时间为度较好？

 余绍源教授答：（弟子：跟年龄、性别、病情、情绪等有关。）对啊，这个很难回答。球后溃疡属于疑难性溃疡，很难治的。（弟子：所以还是得根据患者的总体情况评估，没有固定疗程。）对。

弟子问：胃痛中医有很多证型，请问您对哪个证型用药最为顺手？哪些证型比较难治？

 余绍源教授答：虚寒的患者用药效果比较好，所以遇到虚寒的患者用药就有信心了，吃药后来复诊就不痛了，湿热中阻的患者效果反而没那么好，因为广东的气候本身就是湿热的，比较难治。

弟子问：那胃痛可不可以用经方，比如痞满就有那几个泻心汤可以用，胃痛有没有相关的经方治疗？

 余绍源教授答：很难说胃痛有哪几个常用的经方。（弟子：理中汤？）对，理中汤也会使用。

弟子问：您说行气为第一要旨，那么如何选择行气药？

余绍源教授答：如果是苦寒的人或者偏虚的人就用多些行气药，如果是湿热中阻的人就用少一些行气药。阴虚要注意行气药伤阴。我很常用香附，因为它比较平和。（弟子：它不会伤很多正气，所以叫气之总司。）对，它又可以入血分又可以入气分，所以称为气之总司。（弟子：那乌药呢？）乌药是偏温燥的，所以胃痛的第一张方是良附丸，高良姜与香附。

弟子问：疼痛是一种感觉，对于疼痛比较剧烈或者长期不愈的患者来说，确实对生活和工作有一定的影响。在临床跟诊的过程中，我发现您有时会用一些有止痛效果的中药，如延胡索、两面针、救必应、黑老虎、三桠苦等，请您讲讲这方面的经验。尤其是两面针有小毒，一般外用者多，内服者少，您是如何运用的？

余绍源教授答：两面针辛平，有小毒，毒性也不是很大，一般用6～9g，有祛风通络，消肿止痛的作用，是风湿跌打药，腹痛、胃痛也可以用。有小毒其实古人也没讲清楚是怎么小毒，那我们小心点就可以了，不要用太大量。黑老虎是酸甘微温的药，有行气止痛，散瘀消肿的作用，用于胃痛、伤口痛和关节痛，用量是10～15g。（弟子：壮腰健肾丸里也有这味药。）三桠苦是苦寒的药，有清热解毒，祛风去湿的作用，用量是15～30g。还有七叶莲，味苦微温，有祛风去湿、活血止痛的作用。九香虫是动物类药，就是俗称的放屁虫，性咸温，可以理气止痛，温中壮阳。救必应性味苦寒，有清热解毒、利湿止痛的作用，用量可以大量一些，最多15g左右，其实救必应常用于十二指肠溃疡病。以上我介绍的这几味药都有止痛通络活血的作用。（弟子：我补充一下徐长卿也可以止痛，我们用得比较少，皮肤科用得多。）对对。上述药物不列入行气药也不列入止痛药，这是地方药材。所以我们要掌握用药原则是用这类止痛药要中病即止。例如痛了很久的患者就可以使用这些药，但痛止了之后就不能长期吃，不能大量吃，痛止了之后要改方，不要再继续用了。另外要注意，孕妇尽量少用。

弟子问：蒲公英这个药您临床上用量较大，也用到30g，是否不用担心过于寒凉？

 余绍源教授答：对，不用担心。

弟子问：佛手这个药如何用？

 余绍源教授答：我经常用佛手，跟郁金一起用，是一个药对，佛手偏温，郁金偏凉。

弟子问：嘈杂在临床上很难治，应该如何处理？

 余绍源教授答：嘈杂就是胃酸多，似痛非痛，还是要根据具体情况看。（弟子：嘈杂在教材中是附在胃痛后，有两个主要证型，一个虚一个寒。）对，嘈杂没什么内容，就用左金丸、香砂六君子汤。

弟子问：临床上有些慢性胃炎的患者，体质比较敏感，寒也不行，热也不行，这种患者应该如何处理？

 余绍源教授答：这样的患者不少，尤其是女性患者，你用多一点热药，她就说燥了；你用多一点凉药，她又说偏寒。这样的患者一般用半夏泻心汤，看寒热的比例，多数是寒热并用，偏凉的干姜用多一点，偏热的黄连、黄芩用多一点。

弟子问：俗话说"三分治，七分养"，对于胃病的调理阶段您有什么处理的建议？

　余绍源教授答：这个也需要根据患者本身生活习惯和生活环境决定的，还有社会环境。有一些工作压力大，家庭环境不太好，这些很难说的，需要综合考虑，还是要个体化。

脾胃余论

——名中医余绍源教授临床解惑录

第三节　吐酸诊治要略

弟子问：《黄帝内经》有言，"诸呕吐酸，暴注下迫，皆属于热"，所以一般治疗吐酸都从热的角度治疗，但也有医家认为吐酸为寒或者虚的更多。您如何看待这个问题？您在临床上是否有从虚寒的角度论治吐酸的情况，如果有的话，如何从中医的病机上去认识这个问题呢？

余绍源教授答："诸呕吐酸，暴注下迫，皆属于热"是《黄帝内经·素问·至真要大论》里面"病机十九条"其中的一条，还有"诸气膹郁，皆属于肺""诸痛痒疮，皆属于心""诸风掉眩，皆属于肝""诸寒收引，皆属于肾"。这里看似把病机概括得很简单，但这里的"诸"是诸多、大多数、众多的意思，《康熙字典》里解释"诸"有"非一也"之意。也就是说，病机十九条里的"诸"，强调的是"大多数是这样"。所以，这里应该理解为"诸呕吐酸大多数都是热引起的"，当然也有寒的，这占少数。"诸呕吐酸"，若单纯讲"呕"，突然作呕，则病机以寒居多，因为"诸寒收引"，胃络受寒挛急收缩，则引起呕吐，但这里呕吐的酸只是胃内正常量的酸，并不产生过量的酸，这是遇寒的呕吐。因热引起的呕吐，则会让木气受郁，会产生比平时更多的酸，这是有余的。这就是寒热的不同。故因寒的呕吐可以补，因为呕吐后正气会损伤；因热的呕吐则不能补，应该清热、平肝抑酸。这是两者的不同之处。

弟子问：《证治汇补·吞酸》曰"大凡积滞中焦，久郁成热，则本从火化，因而作酸者，酸之热也；若寒客犯胃，顷刻成酸，本无郁热，因寒所化者，酸之寒也"。对这句话我们不是很理解，寒邪克胃产生酸的机理是什么，为什么可以顷刻作酸？如果是这样的情况，可以用什么药物来治疗？

余绍源教授答：对于这句话，我的理解是，"本从火化，因而作酸者，酸之热也"，这部分是对的。但"寒客犯胃，顷刻成酸"，这句话是不准确的，应该是寒邪犯胃，胃络挛急，收缩作呕，把胃内固有的胃酸呕出来了，这个不是"因寒所化"，而是因寒引发，所以用"顷刻吐酸"可能更恰当。寒邪犯胃，可用温补中焦的方药，如良附丸之类。

弟子问：酸为肝之味，古人多从肝论治，如左金丸，但现在的教材认为吐酸的病机是胃气上逆，您觉得吐酸一证与肝的关系密切一些，还是跟脾胃的关系密切一些？

余绍源教授答：这个问题要从两个方法来看，一个是"本"，吐酸确实是从胃反上来的，从这一点来看它与胃关系更密切。另一个从中医的基本理论来看，单纯从胃是解释不了的，一定要从肝这方面来解释，肝为木气，木克土，肝郁久化热则化酸犯胃。如果不深究中医基础理论，则很多中医语言是无法解释的，例如"诸风掉眩，皆属于肝"，从现代医学的角度是解释不了的，脑血管的问题和肝有什么关系呢？可能勉强扯得上关系的就只有肝昏迷了。所以中医教材一定要从中医基础理论角度去解释，例如中医讲"脾"为后天之本，很重要，但现代医学却认为脾是可以手术切除的，并不重要。所以不能用现代医学的观点去解释中医的病机。

弟子问：临床上很多反酸的患者会合并有情绪的问题，或根本就是情绪问题导致，所以您也经常会在治疗吐酸的患者时使用疏肝调肝之法，如逍遥散、四逆散、柴胡疏肝散，还有化肝煎、解肝煎等，能否请您讲解一下您如何使用调肝之法治疗吐酸的？

 余绍源教授答："诸呕吐酸……皆属于热"，肝、胃与酸的关系比较重要，如果不化火不化热，则胃酸不会增多，一般较少吐酸。四逆散是治疗比较简单的肝气郁结的，它没有化热，所以它不治吐酸。用柴胡疏肝散治疗的肝郁也还没到化火的地步，也不治吐酸。但是化肝煎不同，其主治的证候已经是肝郁到了化热化火阶段了，方中除了用青皮、陈皮疏肝行气以外，还有栀子、牡丹皮这些清热的药，所以它有治疗吐酸的作用。四逆散、柴胡疏肝散所治疗的肝胃不和、肝气郁结都还没有化热，和吐酸没有关系。和化热有关系的方是化肝煎和丹栀逍遥散，但是在使用这些方治疗吐酸的过程中，左金丸是不可少的，方中黄连苦降，清热泻火；吴茱萸温燥疏肝。另脾喜燥恶湿，燥可入脾，两者合用起到苦降辛开的作用，因此我临床治疗吐酸肯定会用到左金丸。半夏泻心汤也是辛开苦降，但它是治疗痞满，而不是吐酸。

弟子问：左金丸是出自《丹溪心法》，因其药味不多，仅两味，一般临床上我们都是作为加减使用没有以其为主方，您如何看待在吐酸治疗过程中左金丸的使用，尤其是如何看待其中吴茱萸的使用问题？

 余绍源教授答：《丹溪心法》中，左金丸里黄连、吴茱萸的比例是6∶1，此前说过，吐酸是肝郁化火，清热泻火很重要，故需重用黄连。但临床上可以灵活运用，如患者热不很盛，黄连可以减半。如果希望发挥温燥疏肝运脾的功能，吴茱萸可以稍加量。吴茱萸降逆作用很好，例如厥阴病中，"干呕，吐涎沫，头痛者，吴茱萸汤主之"。

弟子问：有酸自下而上，从治疗的方向来看，一般会遵循"上逆者使之下行"之法，我们在跟诊的过程中，也见到您比较喜欢使用苏梗、厚朴、枳壳、柿蒂、旋复花和代赭石等下行之品。但现在很多吐酸的患者实际上并不是胃食管反流病引起的，进行测酸、测压的检查并没有异常，而单纯是患者的感觉问题，这种情况与肝气郁结的关系密切，肝喜条达而恶抑郁，所以疏肝之品多以升浮药物为多，如何解决这个问题？或者说，对于吐酸的患者是否能够使用升浮的药物，如果要使用，使用哪些药物较好，会不会担心使用后加重吐酸的问题？

余绍源教授答：你们提到的"现在很多吐酸的患者实际上并不是胃食管反流病引起的，进行测酸、测压的检查并没有异常，而单纯是患者的感觉问题"，对于这种观点我觉得值得商榷，不是我不相信这些检查，而是我更相信患者的主观感觉。有些患者会合并有抑郁症，但你也不能说它（吐酸）是假的，因为测酸、测压的检查也可能会受客观条件的影响，或者有些偶尔反酸的人检查时刚好无反酸发作，不能单纯因检查结果不支持就认为是患者的感觉问题或者情绪问题，所以我临床上也会注重患者的主观感觉。关于肝气郁结与吐酸的关系，当然很重要，很密切，但是你认为"疏肝之品多以升浮药物为多"这句话是不准确的。理气药分两类，一为行气，如陈皮、枳壳；一为降气，如厚朴、枳实（分三类，行气、降气、破气）。升麻、柴胡不属于理气药。疏肝行气并非升浮肝气，中医理论的理气药并没有升气的药。临床上我们没有使用升气的药物来治疗吐酸，因为吐酸属胃气上逆，所以我们一般用降气的药物来治疗吐酸。

弟子问：从现代医学来讲，吐酸的症状与胃酸多有关，所以一般不主张食用酸、甜的食物。但一些敛肝的药物会偏酸，如四逆散和逍遥散中的白芍就偏酸，消食导滞的山楂也偏酸，治疗骨鲠的威灵仙也偏酸，您觉得吐酸的患者是否合适用酸味的药物？其原理为何？

余绍源教授答：吐酸的患者严格来说不适合用偏酸的药，但白芍却刚好是平肝、疏肝、养肝的要药，其味酸、苦，性凉。很多治肝的名方中都有白芍，如四逆散、逍遥散、柴胡疏肝散、化肝煎和柴芍六君子汤等，这就体现了古人用药之妙，这里用白芍不是取其酸性，而是用其凉、苦之性，而发挥平肝的作用。另外，古人用药还很注重配伍，例如麻黄，配桂枝以发汗，如麻黄汤，配杏仁以平喘，如麻杏甘石汤，配赤小豆以利尿，如麻黄连翘赤小豆汤。又例如法半夏，通过不同的配伍，可以化痰，如二陈汤，可以降逆止呕，如小半夏汤，可以消痞除满，如半夏泻心汤。所以并非治疗吐酸就不能使用酸性的药，还要看其用药目的和配伍情况。如本身由于食滞引起的吐酸，当然可以用山楂；如果主要矛盾是骨鲠的吐酸，也是可以用威灵仙的。应视病情的需要来使用。

弟子问：乌贝散是目前临床上比较常用的药对，其实本方是近代青海的一名医生所创，青海中医药研究所王药雨曾在1960年写过一本书叫"乌贝散治疗胃及十二指肠溃疡综合研究"，在书中提到，乌贼骨味咸，微温，无毒，主治下血、带下、肠炎、胃痛，可用于治疗溃疡，是吸着性抗酸药，具有解酸、止血、止痛、疗疮诸功效。浙贝母有镇咳降痰、镇痛消炎之作用，之所以使用乌贝散是因为乌贼骨与一般钙剂相同，容易引起服药者便秘，两者同用则可克服这一缺点。浙贝母之有效成分，一部分似阿托品，可作颠茄之代用品，具有镇痛作用，而无阿托品及颠茄之毒性。根据这样的认识，我有几点想向您请教。①从这个角度来看，乌贝散的主要药物是乌贼骨，是否可以单用，而不同时使用浙贝母？②如果从这个角度来看，其余具有咸、温而且含钙的药物是否也可以替代乌贼骨，如龙骨、瓦楞子等？

 余绍源教授答：浙贝母并不主要用于制酸，从制酸的角度来说，乌贼骨是可以单用的。我们以前是很少用浙贝母来制酸止痛的，方剂里也很少见，但是化肝煎里是却是有浙贝母的，古人当时是如何认识的，我们也很难说清其中的药理。乌贼骨是可以用其他含钙药物来代替的，都可以制酸止痛，如龙骨、牡蛎、瓦楞子等，我以前也有严重的胃溃疡，身上长期带着含钙的药，用来中和胃酸止痛。

弟子问：《伤寒论》在厥阴病篇中有"厥阴之为病，消渴，气上撞心，心中疼热"的描述，有人觉得这样的论述跟现在的胃食管反流病的表现很相似，换言之，是否可以考虑用乌梅丸来治疗吐酸的情况？

 余绍源教授答：《伤寒论》厥阴病的提纲条文说"厥阴之为病，消渴，气上撞心，心中疼热，饥而不欲食，食则吐蛔，下之利不止"。厥阴病是伤寒到了阴尽阳生的最后阶段，阴盛阳衰，寒热夹杂，阳回则生，阳竭则死。寒热夹杂、阴阳交错是其特点，厥阴病是复杂多变的，乌梅丸是其代表方；若其寒化，可变成吴茱萸汤证；若热化下利，则成白头翁汤证。乌梅丸中的"气上撞心，心中疼热"，是胆道蛔虫症，原文有述"蛔上入膈，故烦；须臾复止，得食而呕，又烦者，蛔闻食臭出，其人当自吐蛔"。为什么乌梅丸又酸、又苦、又辣？因为蛔虫"遇酸则伏，遇辛则麻，遇苦则下"（"遇酸则静，遇辛则伏，遇苦则下"）。所以，千万不能把乌梅丸条文中的描述当作胃食管反流病。

上篇 临床解惑集

弟子问：吐酸确实是临床上非常难以治愈又经常容易反复的一种情况，对于这种情况，您还有什么经验或者需要告诫我们的问题？

余绍源教授答：根据临床的情况，中医辨证论治，先辨寒热。热者多从肝论治，多疏肝清热；寒者从脾论治，可温补中焦。黄连温胆汤可以用于治疗脾胃湿热、肝火盛的胃食管反流病。对于中阳不振、虚寒型的患者，症状可有反胃、呕吐、反酸，甚至可能大量呕吐食物，其反酸一般不会很厉害，可以理中丸配左金丸。饮食调摄上，总的原则是酸、甜、辣不能吃。体质偏寒者少吃凉食，偏热者忌煎炸等易上火的食物。临床上有的人自觉口酸也可按反酸、吐酸来论治。

第四节　呕吐诊治要略

弟子问：刘完素说"凡呕吐者，火性上炎也，无问表里，通宜凉膈散"，认为呕因胃火，是火多实也。而张景岳的《景岳全书·呕吐》则认为"凡病呕吐者，多以寒气犯胃，故胃寒者十居八九，内热者十止一二，而外感之呕，则尤多寒邪"。孙思邈把生姜当作呕家圣药。请问您怎么看？

余绍源教授答：呕吐可以说是消化系统比较复杂的疾病，因为中医以症状作为病名，如果以呕吐症状作为病名，那问题就很复杂了。譬如胃痛，问题就集中在胃，其他器官的疾病就很少。但是呕吐就不相同，除了消化系统本身的疾病，其他系统涉及范围很广，比如颅脑高压患者出现的喷射性呕吐、耳源性眩晕梅尼埃病患者出现的呕吐，还有癫痫患者的口吐白沫，还有晕动病患者也会呕吐，所以它不仅仅是消化系统的疾病，说其复杂的原因也在此。如果单纯从消化系统来讲，它也复杂，因为外感风寒暑湿燥火都会引起呕吐，譬如伤寒少阳病小柴胡汤证"往来寒热，胸胁苦满，默默不欲饮食，心烦喜呕"，喜呕的意思就是经常呕。到了厥阴病，"厥阴之为病，消渴，气上撞心，食则吐蛔，蛔上入膈，故烦，须臾复止，得食而呕"。所以伤寒传到少阳、厥阴，也会出现呕吐。暑热天气，暑热犯胃会出现呕吐，秋冬寒邪犯胃也会呕，所以外感六淫也会引起呕吐。而内伤消化道各种疾病也会引起呕吐。所以从病机方面分析，刘完素和张景岳是从不同角度去分析，都是对的，抓住一个问题讲述呕吐，都没有错。但我觉得呕吐首先要辨别虚实，而不是寒热。先辨别是实呕还是虚呕，这是最重要的，把虚实定

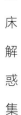

了，才分寒热。譬如实呕，就是有邪，如感受六淫风寒暑湿燥火，如果没有外邪，就是胃本身的毛病。所以重要的是不管寒热，先辨别虚实。譬如虚证分虚寒、虚热，所以先辨别虚实，辨寒热不是没有意义，而是意义不大。他们两个讲的都是对的，从不同角度去理解呕吐。

弟子问：《景岳全书·呕吐》提到"凡治胃虚呕吐，最须详审气味。盖邪实胃强者，能胜毒药，故无论气味优劣，皆可容受；惟胃虚气弱者，则有宜否之辨，而胃虚之甚者，则于气味之间，关系尤重。盖气虚者，最畏不堪之气……故凡治阳虚呕吐等证，则一切香散、咸酸，辛味不堪等物，悉当以己意相测，测有不妥，切不可用，但补其阳，阳回则呕必自止，此最确之法，不可忽也"。请结合您的临床经验谈谈您的理解。

 余绍源教授答：胃虚的呕吐的确大部分是中阳虚寒的情况，如果中阳不虚，呕吐的情况就比较少，胃虚呕吐的确是以阳虚为主。所谓"一切香散"为什么不好，因为外邪犯胃才用香散的方法，而咸酸适用于胃阴虚的呕吐比较好。辛味不堪的意思是不堪忍受，没有办法忍受就谁也不能吃，虽然是阳虚，但是太辛辣也不好。回阳不单指辛辣方面，所以这几个都是阳虚胃病所要禁忌的，不要香散、咸酸，辛辣。我理解的意思就是这样。

弟子问：《中医内科学》对虚性呕吐分为脾胃气虚、脾胃阳虚、胃阴不足三个证型，而辨证常常以舌脉象为主，对各证型呕吐的特点描述不够详细。《景岳全书·呕吐》说"无食无火而忽为呕吐者，胃虚也。呕吐无常而时作时止者，胃虚也。食无所停而闻食则呕者，胃虚也。气无所逆而闻气则呕者，胃虚也。或身背或食饮微寒即呕者，胃虚也。或吞酸，或嗳腐，时苦恶心，兀兀然，泛泛然，冷咽靡宁者，胃虚也。或因病误治，妄用克伐寒凉，本无呕而致呕者，胃虚也。或朝食暮吐，暮食朝吐，食入中焦而不化者，胃虚也。食入下焦而不化者，土母无阳，命门虚也。凡此虚证，必皆宜补，是固然矣。然胃本属土，非火不生，非暖不化，是土寒者，即土虚也，土虚者，即火虚也，故曰脾喜暖而恶寒，土恶湿而喜燥"。对胃虚呕吐描述较多，请谈谈您对以上各种胃虚呕吐的理解。

 余绍源教授答：张景岳提出的胃虚呕吐有一个缺陷是只很简单地讲在什么情况下呕吐，也就是说主证是呕吐，但没有其他症状的描述。中医也是这样，呕吐是一个主症，但是也要有伴随症状。呕吐也要主症和次症来辨别寒热虚实。所以单单讲一两点，其他都没有描述，舌脉更加没有，所以这样去判断呕吐是哪种胃虚情况，我觉得是比较片面的。第一无食无火而忽为呕吐者，不是因为吃或者火的问题而突然呕吐，是不是胃虚，这个患者？一句话说不清。第二好像晕动病也是无食无火，他呕了，这个人平时会胃虚吗？吃饭吃三四碗，就在这个情况下突然间呕吐，他胃虚吗？无食无火突然间呕吐，是不是胃虚，是不是要吃理中丸或者香砂六君子汤？所以我认为这种呕吐还不如理解成邪客犯胃，突然间就呕吐了，受到邪气六淫，譬如风、寒、暑、热侵袭，马上就有呕吐的反应。这个人有没有胃虚？不一定。所以我觉得有时候还要参考其他症状才能肯定。"呕吐无常而时作时止者，胃虚也。"这句也有一定道理，时作不是突然而作，是慢性的反复呕吐，有一定道理，这种情况用香砂六君子可能比较好，有一点胃虚的情况。现在我们谈的是中医的看法，不是西医，好像呕吐无常而时作时止有很多病是这样的，譬如精神性呕吐，一发作就呕吐。发作过了两三天又正常了，没有什么原因就呕吐，检查也没有器质性病变。大家临床研究下这种人是不是胃虚，我从中医上分析也有可能是胃虚，我不敢说他不是。还有食无所停而闻食则呕者，意思是没有吃东西而不是食滞，闻到食物气味就呕吐，胃虚也。另外气无所逆而闻气则呕者的意思是没有打嗝嗳气反胃，但是闻到气味就呕吐，胃虚。大家不妨想一想这两种情况是不是胃虚。胃虚没有办法腐熟，所以也可以理解为没有病，不是病，而是神经症状、精神因素。当然有些患者胃没有器质性病变，闻到气味也会呕吐，就是这种过敏状态是不是胃虚。胃没有病，更加不用讲虚不虚了。所以我觉得这种胃虚的情况是不成立的。还有一种"身背或食饮微寒即呕者，胃虚也"，我认为还是有点道理的。胃的虚寒，理中汤这类的都可以。"或吞酸，或嗳腐，时苦恶心，兀兀然，泛泛然，冷咽靡宁者，胃虚也。"这也是一种胃虚的表现，稍微冷一些，胃就不舒服了。嗳气反酸也是虚寒的表现，香砂六君子汤这些也可以。"或因病误治，妄用克伐寒凉，本无呕而致呕者，胃虚也。"这句就肯定是胃虚了，吃了太多苦寒的药，可用参苓白术散这些补阳补气的药。"或朝食暮吐，暮食朝吐，食入中焦而不化者，胃虚也。"这肯定是胃虚，中阳虚脾阳虚，中阳不足，用附桂理中丸、丁蔻理中丸。"食入下焦而不化者，土母无阳，命门虚也。"这也要补，"必皆宜补，是固然矣"。"然胃本属土，非火不生，非暖不化，是土寒者，即土虚也，土虚者，即火虚也。"所以就需要补，这肯定也是胃虚。附桂理中丸或者右归丸补肾，补命门。所以上面讲的几种情况有些是胃虚，有些不是胃虚，根本没有病，要分开来谈。主要没把症状讲清楚，要综合考虑。（弟子：要重视补法？）对，张景岳是扶阳派。

弟子问：现在的《中医内科学》治疗呕吐以和胃降逆为原则，但若呕吐为人体自身祛除有害物质的保护性反应时，如"呕家见有痈脓或食物中毒而致呕吐者"，此时不应止呕，而应该让邪有出路，待有害物质排出再辨证治疗。请谈谈您在这方面的经验。

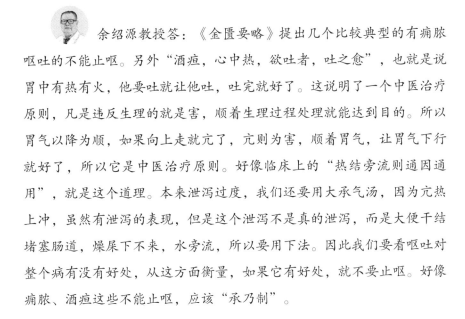 余绍源教授答：《金匮要略》提出几个比较典型的有痈脓呕吐的不能止呕。另外"酒疸，心中热，欲吐者，吐之愈"，也就是说胃中有热有火，他要吐就让他吐，吐完就好了。这说明了一个中医治疗原则，凡是违反生理的就是害，顺着生理过程处理就能达到目的。所以胃气以降为顺，如果向上走就亢了，亢则为害，顺着胃气，让胃气下行就好了，所以它是中医治疗原则。好像临床上的"热结旁流则通因通用"，就是这个道理。本来泄泻过度，我们还要用大承气汤，因为亢热上冲，虽然有泄泻的表现，但是这个泄泻不是真的泄泻，而是大便干结堵塞肠道，燥屎下不来，水旁流，所以要用下法。因此我们要看呕吐对整个病有没有好处，从这方面衡量，如果它有好处，就不要止呕。好像痈脓、酒疸这些不能止呕，应该"承乃制"。

弟子问：呕吐之病，一般不宜用下法，如《金匮要略·呕吐哕下利病脉证治》曰"患者欲吐者，不可下之"，但"食已即吐者"却可下之。"食已即吐者，大黄甘草汤主之。"请谈谈您对呕吐用下法的看法。

 余绍源教授答："诸呕吐酸，暴注下迫，皆属于热""诸逆冲上，皆属于火"。食已即吐这种情况属于冲上，所以这种情况需要用下法，因为不用下法，热不能下行，诸气就会上热，用下法导热下行。因为他来势比较急，所以不下，气热就冲上。这是秉承内经的宗旨。这比上面的热还要厉害，冲上，肯定上面还是呕，所以要下。

弟子问：《金匮要略》曰"食已即吐者，大黄甘草汤主之"。《中医内科学》说临床应用根据"食入即吐"为主，不必拘于热象有无。若按食入即吐来看，贲门失弛症是否可以用此方治疗？请教您中医治疗贲门失弛症的经验。

 余绍源教授答：因为它们病机不同，贲门失弛症以阳虚为主，早期不是呕吐，而是吞下困难，顺着食道疼痛，慢慢变为呕吐食物，有一个比较漫长的过程，不像我们刚才讲的食已则吐，它是很快的，一下就呕吐，发病过程比较短。贲门失弛症有一定的发病过程，早期不会吐的，到了一定情况才会吐，所以在这个漫长的过程已经变成虚寒了，所以没有人用大黄甘草汤治疗贲门失弛症。它们是寒热完全不同的两种疾病，不能用这样的办法来治疗。

弟子问：对于晨起空腹或刷牙时觉恶心干呕的患者，如何辨证治疗？

余绍源教授答：呕吐不一定是因为器质性病变，有一些是神经官能症，反射性的呕吐，不一定要治疗。我觉得这样的患者不要吃药。（弟子：但有些患者觉得辛苦。）干呕恶心的患者怎么开药？可以开四磨汤、四七汤之类的给他吃，不然怎么样？他就是一种敏感，有些刺激就会呕，不关胃的事。

弟子问：因化疗所致的恶心呕吐，在辨证论治上有没有什么特殊之处？请谈谈您的经验。

余绍源教授答：这个问题倒是需要谈一谈，因为化疗药所致的恶心呕吐是比较常见的，属于消化道的反应，所以经常靠中药去帮助他（患者）度过这个比较困难的时间，比如恶心呕吐的时候。这方面我觉得大多数患者都是胃气虚寒，中阳不足导致，化疗药会损伤中阳，我认为以补益中阳为主。当然他（患者）还会伴随便溏、困倦、舌淡、脉沉细等症状。总的治疗原则是温中、散寒、降逆，用附子理中丸、吴茱萸汤、丁蔻理中丸这些。对于这种患者我们要抓住中虚脏寒的特点。我记得有个患者也是化疗之后恶心呕吐，一点也吃不下，我开了丁蔻理中丸汤剂，他就慢慢停止呕吐，开始吃东西了。而胃阴虚比较少见。（弟子：有时候患者除了呕吐，还有胃口不好，需不需要加消食药？）可以加砂仁、麦芽这些。

弟子问：因肾功能不良、尿毒症所致的呕吐，请谈谈您的中医辨治经验。

余绍源教授答：由于大家专业不同，对待呕吐的态度也不同，我们消化科一看到呕吐就比较重视，要解决患者的呕吐。但是在泌尿科，我不好讲他们，怕得罪人家，他们不重视呕吐。尿毒症所致的呕吐，他们不会作为主要的症状来处理，他们重心主要放在尿毒症整个病上面，所以看有关书籍、名家，没有多少个治疗呕吐的，也没有提出什么方治疗呕吐。但是消化科不一样，呕吐是一个病，严重的症状，但是在泌尿科没有这个证，不理它的。当然吃不了饭，呕吐，就输液，打静脉针，不会想办法治疗呕吐。所以各人有各人专业的特点，也不能怪人家。但是我提出一个总的原则，到了尿毒症那个时候，湿、浊、毒、瘀交织在一起，所以要祛湿化浊解毒逐瘀，这是治疗的大法，结合中医呕吐的辨证论治规则处理。没有办法讲得很详细，因为尿毒症表现的确有很多，湿、浊、毒、瘀都有。他们也没有提出好方法止呕，只能抓住病机重点和用药的原则就行了。

弟子问：请谈谈您对呕吐患者使用降气药的经验。

 余绍源教授答：呕吐的时候降气药当然要用，但是也要根据辨证选择，大黄甘草汤可以使用，可以作为基本方加减。所以我觉得可以提出几条方供大家临床加减使用，例如橘皮竹茹汤治疗胃虚而热、呕而偏热的情况，因为它是用橘皮、竹茹、生姜、大枣、甘草的基本方。另外偏寒的可以用丁香柿蒂散，温胃散寒，用于治疗胃虚寒的呕吐，因为它有丁香、柿蒂、人参、生姜等。还有一个是旋覆代赭汤，大家经常用的，适用于胃虚寒、痰阻气道的呕吐。当然要讲得很详细还是看《中医内科学》，降气止呕可以先从寒、热、虚、实分为基本方去处理。（弟子：临床上有些患者感冒，用藿香正气散比较多。）藿香正气散那是驱外寒的，所以我刚才也讲了有外邪引起的呕吐。

弟子问：对恶心呕吐的对症处理，含服生姜、中医针刺或按压内关、足三里等穴位，均有一点的缓解作用，请问您还有没有其他行之有效的可用于临时对症救急的外治法？

 余绍源教授答：针灸比较好。

第五节　血证诊治要略

弟子问：火热熏灼、迫血妄行是血证的一个重要的病机，但临床上我们发现，寒冷的冬天血证患者多（消化道出血、脑出血），而炎热的夏天血证患者反而相对少一点。请问您对此有何看法？

余绍源教授答：你不能单纯从火、热方面理解出血情况，当然，火、热肯定是出血的主因。血犯阳经，火就上溢了。火和热是两大主因，属于同一种性质，热盛就是火。这个问题和火、热的关系也不是很大的，因为这种出血多数发生在溃疡病。从热到寒，夏末秋初天气变化的时候，把火、热郁在里，到了冬天天气一凉就爆发了，相当于中医伏暑，到了冬天才发烧，郁热到那时候就爆发了。溃疡病就经常这样，所以这个也是火、热，但不是马上在夏天发作，而是郁到了一定的时候就爆发出来，不是解释为冬天这个患者就出血。（弟子：能不能理解为冬天没有散发的空间，肌肤腠理紧，热泻不出去，夏天出汗就可以把热泻走，冬天寒冷伏火，热就通过溃疡病的地方泻热？不能解释为天气寒热引起的。）对。

弟子问：《中医内科学》把血证的病机归结为火热熏灼、迫血妄行和气虚不摄、血溢脉外两类。是否还有其他的病机，例如瘀血阻络等？

余绍源教授答：我觉得也可能有的，从消化道出血方面说溃疡病、溃疡性结肠炎等与气、火两大方面有关系，但是有一种我们也

会碰到，结肠缺血、缺血性肠病就是瘀血阻络的这种慢性出血，就需要活血消瘀。

弟子问：云南白药是常用的止血成药，对各种外伤引起的出血有很好的效果，从其药品说明书上来看，对于各种内出血，如吐血、便血、痔疮出血、咳血等都有很好的效果，您会在治疗消化道出血的患者时使用云南白药吗？如何使用？是否需要辨证？哪种证型使用会效果更好？另外，对于云南白药里的保险子问题，因为其配方保密，我们无法得知其具体药物，但有文献认为其主要成分是乌头，对此您怎么理解，消化道出血的患者适合服用保险子吗？

 余绍源教授答：云南白药以前我们也用过，一般来说不辨证，反正都可以用，不管你什么类型，血热妄行、气不摄血，我们都用，所以没有辨证就使用了。这个它（云南白药）具体是什么成分，我们也没有人去研究，因为它的确是国家保密处方，所以如果你单纯说它是乌头，乌头大家都知道是温热药，中医说血证就一个是火，一个是气。火不是实火就是虚火，气不是气热就是气虚。所以你说它是乌头呢，应该是不合适的，因为它毕竟是燥热的。但是很难说，有一些药不是用一般药理可以解释的。假如它真的是乌头，并起到作用，这就很难说了。它有什么其他成分可以起到这个作用也说不定，所以我也不敢评价能不能用，合不合适。反正不管是什么证型的出血，我们以前都用过，都可以用的。（弟子：现在用得比较少。）对，现在因为西药的止血方法多了，所以就少用它。

弟子问：中医认为离经之血即是瘀血，《血证论》指出"吐衄便漏，其血无不离经，凡系离经之血，与荣养周身之血，已暌绝而不合。

其已入胃中者，听其吐下可也；其在经脉中，而未入于胃者，急宜用药消除，或化从小便出，或逐从大便出，务使不留，则无余邪为患。此血在身，不能加于好血，而反阻新血之化机，故凡血证，总以去瘀为要"。但按照西医观点，对于出血的患者，使用抗凝抗聚的药物，会加重出血。我们在临床中，是否应该使用活血的药物？如果要使用，在何时间段使用比较合适？适合使用哪种活血药物？

　　余绍源教授答：唐容川在《血证论》中提出了血证四法治则，他是有道理的，你看第六条，"吐衄便漏，其血无不离经，凡系离经之血，与荣养周身之血，已睽绝而不合。其已入胃中者，听其吐下可也；其在经脉中，而未入于胃者，急宜用药消除，或化从小便出，或逐从大便出，务使不留，则无余邪为患。此血在身，不能加于好血，而反阻新血之化机，故凡血证，总以去瘀为要"。我觉得这是有道理的，用一个很简单的比喻——脑出血。脑出血的血从脑血管出来了，在脑的周围，瘀血当然要清除，甚至需要做手术把它取出来，因为它是离经之血，是没有用的血。在我们消化科看来，消瘀你们有没有用过？三黄泻心汤、十灰散这些，有没有用消瘀的药。（弟子：大黄本身就有清热消瘀的作用。）对对。那有没有用特殊的消瘀的方法？有没有用血府逐瘀汤、膈下逐瘀汤、少腹逐瘀汤？（弟子：这些没有。）因为消化道的血在胃、肠中可以自己排掉，但是妙在他（唐容川）提出了一个问题，"而未入于胃者，急宜用药消除，或化从小便出，或逐从大便出"，急急忙忙的化掉瘀血，使它从小便或大便出，有没有这样高明的技术啊，中药能不能化掉瘀血？（弟子：使瘀血有出路。）对，但是他本身没有提出怎么化从小便出，或逐从大便出。这怎么体会，特别是消化道出血，譬如结肠出血用了地榆饮或槐角丸治疗下消化道出血，我们有没有用什么化瘀的方消除瘀血，我们从来没有想到去化瘀，为什么要化瘀？（弟子：它是不是从自然管道排出去了？）对，所以我们甚至考虑血止之后用归脾汤、八珍汤、十全大补汤，我们马上从止血跳到这里了。唐容川有没有教你怎么宁血啊？所以这个理论呢，这是止血总的概论，可以这样想象，但是临床上不一定按照他这个方法。所以有时我宁愿把宁血放到前面，把消瘀放到后面，这样反而比较合理，因为我们止了血之后想办法把血稳定下来，使它平平安安，稳稳定定，然后再考虑补血，就不考虑消瘀。（弟子：所以一般大的原则是这个，但根据不同系统、病证就不一样，就像我们消化道出血就按止血宁血补血，甚至没有消瘀这个概念，不需要消瘀。）对，消化道出血不要完全套用，想办法去消瘀，这没有必要。（弟子：像外伤皮下出血，一下子肿起来了就需要止血消瘀。）对，这个是一个纲领，对于我们消化道出血有些地方不太适合。所以要不要用既能活血又能止血的中药，我觉得没有必要，血止了还需要什么消瘀，消化道出血拉出来就行了，好像你做胃镜看见他出血了，已经有血瘀，你拼命去冲它把瘀消掉就是傻瓜啦。血瘀是保护病灶的部位，把血止住，而且另一个作用是保护胃黏膜，防止胃酸侵犯伤口。消化道出血可以不必考虑消瘀，也不一定用既能活血又能止血的中药。

弟子问：《金匮要略·惊悸吐血下血胸满瘀血病脉证治第十六》曰"吐血不止者，柏叶汤主之。柏叶汤方，柏叶、干姜各三两，艾三把，右三味，以水五升，取马通汁一升，合煮取一升，分温再服。下血，先便后血，此远血也，黄土汤主之。黄土汤方（亦主吐血衄血），甘草、干地黄、白术、附子（炮）、阿胶、黄芩各三两，灶中黄土半斤，右七味，以水八升，煮取三升，分温二服。下血，先血后便，此近血也，赤小豆当归散主之。（方见狐惑中）。心气不足，吐血、衄血，泻心汤主之。泻心汤方（亦治霍乱），大黄二两，黄连一两，黄芩一两，右三味，以水三升，煮取一升，顿服之"。对于这种单纯按照患者的临床症状进行诊治用药的方法您有什么看法？对临床是否有指导作用？

 余绍源教授答：第一是柏叶汤，柏叶汤其实针对的是吐血反复不止的一种病，不是马上出血那种火热伤络证，譬如反复消化道出血、反复肺出血，所以它用的药是侧柏叶。侧柏叶性味是苦、辛、涩的，干姜是温的，艾叶也是温的，这个方总的来讲是偏温的，加上马桶汁。马桶就是我们所说的洗马桶的那个马桶，马桶汁是童便，14岁以下儿童的小便，尿是寒性的，可以滋阴降火、止血活血。柏叶汤就用这个马桶汁，而且马桶汁需要新鲜的，把侧柏叶等药煮了之后马上把马桶汁放进去喝，以此止血。以前我们小时候也有人这样用，拿杯子去讨小孩的童便，用来干什么呢？跟人打架弄伤之后怕有内伤有瘀血，拿来就马上喝。所以应该是马桶汁不是马通汁。第二是黄土汤，黄土以前叫伏龙肝，为什么叫伏龙肝，因为它的确有肝。以前在北方砌灶的时候会把猪肝和泥糊灶的里面，一烧就变成泥土了，有用的时候就拿下来研磨做药，有止血作用。用来治先便后血的远血。第三是赤小豆当归散，赤小豆我们都知道它清热解毒利尿，有凉血止血的作用，治先血后便的近血。还有就是泻心汤，大家都知道大黄、黄连、黄芩，用来治火热闭胃引起的呕血。这种近血远血的分类方法，我看基本上没什么大错，这样分都可以，因为前人没有办法像我们现在这样分上消化道和下消化道，所以基本上没有大的错，也可以用于指导临床。

弟子问：在上个问题中提到的方药中，泻心汤您是经常使用的，在您之前的医案和著作中都可以见到。但黄土汤、柏叶汤及赤小豆当归散您在临床上使用得不多，对此您是如何考虑的？

 余绍源教授答：这几条方为什么现在少用呢，老实说现在《中医内科学》和《方剂学》中都不用它们的，都没有讲这几条方，我们读书的时候还有，但现在基本上没有了。因为马桶汁你怎么去取？童尿你怎么取？如果不用童尿用其他药也没有意义，就像小柴胡汤不用柴胡还叫小柴胡汤吗？所以一方面药难取，另一方面现在的人很难喝小便了。另外灶心黄土也很少了，也没有人为了止便血去挖灶里的土做黄土汤。赤小豆当归散不是说它没有用，但是你看内科学基本上没提到它，都是用地榆饮和槐角丸来治近血。假如我们还是用黄土汤治疗便血，药材怎么供应？怎么找这个药材？所以用了这些方也没有用。你看中医内科学和方剂学，很多方我们都没有用也不讲，也不是不尊重古人，而是科学的发展，有一些不讲的就不讲了，也没有什么奇怪的。好像我所讲的几条泻心汤，有些少用的我就不讲，我讲一些基本方，例如半夏泻心汤，所以方剂学也不讲这么多了。所以据此我们要谈一个问题，有些经典著作，例如张仲景的《伤寒杂病论》总体来讲是经典著作，方是有效的，但不一定每一个内容都很有意义。我读书的时候学过治阴阳易的烧裈散。（弟子：就是把女人的内裤烧成灰。）这种现在你说她是治什么病呀，这不好讲。（弟子：是奇怪的病。）你觉得是精神病也好，但用现在的生理学没有办法解释，那么张仲景用烧裈散，治男患者就把女的靠近阴部的内裤部分烧成灰，治女患者就把男的（的内裤）烧成灰，每日三次，你说这有没有意义，内科学和方剂学还用不用讲？他当时写这本大著作也有收集民间的一些方子，拾掇起来不让它们失传，供大家参考，而不是作为一种很宝贵的经验。所以我们读古人书都要加以分析，要取其精华。因为他毕竟受当时社会环境影响，加上当时也有点迷信。《金匮要略》还有一个狐惑病，我觉得就是精神病，他说可以用甘草泻心汤治疗，你信不信啊？我就不相信。我不是讲张仲景不行，而是在编书的过程中收集了一些民间的东西，信不信由你，用不用由你。我举这些例子说明不用古方不代表不尊重经典，而是我们尊重经典，但对不合临床实践的方，我们是有自己的主张的。好像刚才所讲的止血之后要祛瘀，并非一定要吃血府逐瘀汤、膈下逐瘀汤之后才吃十全大补汤，要具体情况具体分析。

弟子问：黄土汤是临床上对于虚寒证的消化道出血非常有用的一张处方，但现在已经很难找到灶心土了，如果我们要使用黄土汤，不用灶心土是否能够发挥同样的治疗作用？如果不可以的话，那么使用什么药物可以替代灶心土呢？有医家认为可以用赤石脂来代替，对此您有何看法？

余绍源教授答：你这个问题很好，我觉得赤石脂可以代替灶心土，并且效果更好。因为它本身有甘温收敛止血的效果，中医有一条名方是桃花汤治脓血便，所以它不单单可以代替，还能取代灶心土。因为它含铝，是硅酸铝的产物，所以它有收敛止血的作用。我曾经也用过，有一个溃疡性结肠炎的患者其他医生看来看去都不好，我一想虚寒是不是可以用桃花汤，我就用了桃花汤，一个星期后基本上没有便血，我就觉得真是有想象不到的效果，印象很深，所以我很赞成用赤石脂代替灶心土。熬出来像泥土一样，红红的，你不要放太多。要包煎，不然怎么出味道，其实它就是泥土。

弟子问：对呕血的患者一般主张禁食，这种情况，可以吃中药吗？如果不吃中药，还有什么中医治疗的方法可以实施？如果吃中药，选择在出血发生的几天后吃比较合适？临床上发生过消化道出血停止后服用中药再次出现便血的情况，虽然患者出现便血不一定与服用中药有关，但也会给临床医生带来困扰，您如何看待这个问题？

余绍源教授答：这个要根据具体情况来看，比如呕血的患者原则上是禁食，但是你要考虑过了两三天后，要再估计第一他是不是还在出血期间，第二他会不会继续出血，要考虑这两个问题。如果他出血基本上停止，譬如他不再呕血了，已经停止24小时以上。另外是血压正常，保持一定的正常血压，心率也不快，鸣音也不会很强，患者很安静，所谓脉静身凉，没有其他不舒服。这种情况下就可以考虑使用中药。就是说他基本上停止了呕血，另外可能血已经止了，并且不会再继续出血，这种情况可以考虑用中药的。

弟子问：消化道出血是消化科危急重症之一，严重时可危及生命，随着现代诊疗技术的提高，内镜技术的发展，一般的消化道出血均可通过内镜技术进行诊断和进行内镜下止血术，这种方法以现代诊疗技术为主，中医特色不明显。在既往的研究当中，我们曾经也使用内镜喷洒一些中药，如白及粉、珍珠层粉等药物，对于这种中药喷洒止血的方式，您有什么看法？

余绍源教授答：这个情况喷一些中药，白及粉、珍珠层粉，我们以前也试过，你说他很有效吗，也不是很有效。白及能起到一定的作用，但是这个东西我们用了一下，很快就没有人用了。因为白及粉、珍珠层粉容易损坏内镜，所以我们用了没有多长时间就停了，不敢再用了。特别以前内镜在中国还是比较少，比较难买。所以我们曾经试过因为这个情况搞坏了镜子，结果就买不到内镜，之后就不敢再用，而且效果不是很理想。现在都是用插进去的一根管子，保护活检孔，然后从管道里打进去。打液体的比较多，打粉的比较少，所以这个以后都没有人用了。

弟子问：未病先防和治未病是中医的优势，目前一些长期服用抗血小板药的患者，西医会建议根除HP（幽门螺杆菌）和服用PPI（质子泵抑制剂）以预防消化性溃疡及出血，这也贴合了中医治未病的理念。那我们在中医方面如何对血证进行未病先防和治未病呢？

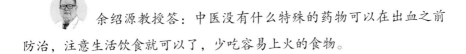

余绍源教授答：中医没有什么特殊的药物可以在出血之前防治，注意生活饮食就可以了，少吃容易上火的食物。

第六节　便秘诊治要略

弟子问：现代教材中认为便秘的主要病机是大肠传导失常，但古代医家一般认为便秘是阳明的问题，与胃的关系更为密切，例如"胃家实""胃失和降"等，您怎么看这个认识？从中医的角度来看，大肠和胃是两个不同的脏腑，病症的治疗方法也各不相同，您觉得我们应该以何脏腑为主，在治疗方面应该有何侧重？

 余绍源教授答：如果是便秘，肯定跟肠的关系是比较密切的。不是说胃没有关系，因为它在上面，毕竟上面胃失和降对下面也有影响。但是这个问题，我觉得，以前说胃能不能引起便秘，当然也可以。"阳明之为病，胃家实也"，它不是说胃能不能引起便秘。但是胃家实，譬如泻心汤，它不是泻心而是泻胃，泻胃不是胃里有燥实要泻胃，而是想降胃气，泻心汤是泻胃的。也不是说胃失和降影响大便不通，这种情况比较少。主要是呃逆、嗳气、呕吐，这些与胃气上逆关系比较大。所以如果要用泻胃的方法来治呃逆、嗳气，好像也没这种说法，所以说胃气不是实实在在的病灶在那里。

弟子问：之所以想问您这个问题，是因为现在的教材肯定都写大肠传导失常，但是清代之前的书没有什么方子是专门针对大肠，例如承气汤按照张仲景的说法是承接阳明顺降的。所以这里有一个比较大的问题，古书方子的介绍一般是从阳明走，从胃走的多，单指入大肠经的药与方不是很多。现在我们的教材没有归经的问题，反正通降就行了，不涉及归经，但在以前的书上涉及这个问题。比如我治疗的效果不好，想找一个方子来治疗便秘，那我是需要找入大肠经的药还是入胃经的药？是找针对大肠的方子还是针对胃的方子？这有什么不同呢？其实从中医上说，肺与大肠相表里，有些专家就提出从肺论治便秘，而李东垣认为脾和胃是一个相互关系，治便秘会用升脾的办法，这个路就不太一样。我们也不太清楚如果去找古籍应该从哪一个角度出发，对便秘的认识相对更容易一些。

 余绍源教授答：如果你强制将它们分得很清楚，我觉得没有必要，因为脾胃与肠是一起的，承气汤是承胃气下降的趋势，不是顶着胃气，传承就是这个意思。所以我觉得譬如泻心汤泻胃热，大承气汤是承胃气下大肠，其实大肠承胃气下来，你不要理解为泻胃，他不是这样的意思。你硬要去找哪几个方泻大肠，哪几个方泻胃，我看没有必要。因为胃肠在中医上是中枢之地，出入升降之所。出入废则神机化灭，升降息则气立孤危。所以是升降的问题，承气是承胃气下来不是泻胃，是增加大肠传导的功能，不要理解为胃的问题。你这样理解就好办了，强硬去分哪几个方泻大肠，哪几个方泻胃，我看没有必要，你理解它们的生理病理关系就行了。

弟子问：便秘的关键问题在于气机不降，所以一般以降气为主，但我们在临床上发现，您有时也用升脾之品如黄芪等，来治疗便秘，虽然说中医以辨证论治为主，"有是证，用是方"，但还是应该抓住关键问题。您觉得使用升脾药物要抓住哪些关键的要点，才不至于加重便秘的情况？

 余绍源教授答：我觉得便秘用升脾的药首要点一定是虚秘，黄芪汤、济川煎中也有升麻，所以是虚秘才能用，关键是他患者有没有气虚，甚至中气不升的情况。总的来说便秘是气机不降，但是在虚秘的情况下不是气机不降而是气虚不能升提，这引起了什么？李东垣一个发明就是补气药和升脾药同用，他觉得中气下陷的时候，邪气上升，中间是脾胃，因此中气被驱赶，不能停留在这个地方，所以要补足中气才能恢复枢纽升降作用，所以补气是为了恢复升降的功能。气虚的便秘都可以用黄芪等升提的药。

弟子问：便秘的患者有些大便很硬，有些大便不硬，甚至还有大便偏黏而便下不爽的情况，大便的性质不同，对治疗的策略有何影响？

　余绍源教授答：这个情况应该分开，如果大便是硬的，那么就肯定是燥热；如果大便不硬，并且有黏液就是夹湿。所以痞、满、燥、实、坚，痞用枳实，满用厚朴，燥用芒硝，实、坚用大黄。凡是大便硬，是燥热引起的，用药就不同。燥热要用芒硝，元明粉通大便，单纯用大黄就没有那么好，没那么准。如果夹湿呢，譬如大便不顺畅，粘黏厕所，这种在广东很多，属于湿气比较重的类型，治疗时需要加一些化湿的药。（弟子：那您用得比较多化湿的药是哪些？）化湿之品就看你怎么用，化湿有许多种，苦寒祛湿、芳香化湿、淡渗利湿……这都是不同成分的。我一般在这种情况下用苦寒化湿的药比较好，因为他（患者）毕竟大便不通，所以用一些苦寒的黄连、黄柏、火炭母化湿清热比较好。如果你再用芳香化湿就太燥了。就怕本来大便是不硬的，结果吃了反而大便硬了。

弟子问：《伤寒论·辨脉法》说"问曰：脉有阳结阴结者，何以别之？答曰：其脉浮而数，能食不大便者，此为实，名曰阳结也，期十七日当剧；其脉沉而迟，不能食，身体重，大便反硬，名曰阴结也，期十四日当剧"。用能食与否来判断是阴证还是阳证，您觉得这样的分析

脾
胃
余
论

——名中医余绍源教授临床解惑录

有临床意义吗？如果有的话，如何指导临床？

　余绍源教授答：这个很难说，它也有一定的道理，因为脉浮而数，不是病在里而是病在表，表有热，所以能食、不大便为阳结。若脉沉而迟病在里，很典型脾胃有问题，所以大便不通，例如济川煎证之类的，反正是虚的情况。但是反过来是不是完全有临床意义，我觉得只有你自己体会，体会脉浮而数，脉沉而迟，还是要结合其他症状比较全面。

弟子问：为什么问这个问题呢？便秘的治疗有时候确实很难，像您说的如果我们知道是标实就用泻的办法，如果是虚的就用补虚的办法，但是便秘的时间很长，所以有时候不太确定这个患者是以实为主还是虚为主。所以说如果我们看到一个便秘十年的患者，我们能不能从他想不想吃东西来判断他是偏虚多一点还是偏实多一点？

　余绍源教授答：这个也有一定的道理。能吃、不大便说明是实证，起码运化功能好，吃点泻药比较好。但如果不能吃、脉沉而迟、大便反硬，说明虚，是虚秘不是实秘，这个是有意义的。所以我们可以从这里分出实秘和虚秘。

弟子问：同样是针对热秘的情况，教材中的方子是麻子仁丸，但也有人喜欢用承气汤类方。您平时使用承气汤的比例大一些，还是用麻子仁丸的比例大一些？在临床使用时，这两张方子有何区别？

　余绍源教授答：这两个方都是治疗燥热秘为主，麻子仁丸也有大黄，它不是没有大黄。而承气汤分几种，有大承气汤、小承气汤和调胃承气汤。总的来讲，两个都是下实热，但是麻子仁丸偏于燥热，热气不是很重。大承气汤则看情况，因为大承气汤有几种，你要根据它（证型）属于哪种来用。而且你要取得好的效果，我看还是承气汤比较好（比麻子仁丸），因为它集中了行气、通便、润燥的药，比较全面针对痞、满、燥、实、坚。麻子仁丸的面比较窄，但是麻子仁丸比较稳健，基本上患者都能用。（弟子：麻子仁丸使用时间长一些，承气汤要中病即止。）所以陈修园讲张子和喜欢用攻破，"张子和，主攻破。中病良，勿太过"。譬如承气汤是急救的，急下存阴，重疾三急下，你不要以为是很平常的方子，所以相对来讲它的力大一点，麻子仁丸比较温和一点。

弟子问：为什么想问您这个呢？实际上我发现了一个问题，在教材上热秘写的症状是舌红苔黄腻，小便少，因为是实热证，但是麻子仁丸应该是小便频才对，其脾为约。反过来想，我们能不能用这个来鉴别，比如说同样是热秘，但是一个患者他小便又少又黄，另一个患者小便偏频、没那么黄，这能不能作为这两个方的鉴别要点呢？

 余绍源教授答：因为他们都是热秘，所以我的意见是如果你需要攻下，但是患者又不是很需要急下，年纪又偏大，建议还是麻子仁丸比较好。麻子仁丸有中成药，所以为什么能做成中成药，是因为它比较平和，一般便秘的患者都可以吃。如果你用这个不行，硬是用那个，你要具体去辨别，好像我刚才所说的阴结阳结一样，你要自己去琢磨。

弟子问：您在治疗便秘的时候，有哪些常用的方子或者药物？它们有什么特点？

余绍源教授答：常用的方离不开中医的基础理论，特别我们常见到的是虚秘，也是会补气润肠的，或者用补虚温阳这类的方子比较多。至于喜欢的药，我觉得譬如气虚我用了黄芪汤通便、血虚用了润肠丸通便后，我经常用一些仁类药物作为中间间隔使用，例如火麻仁、郁李仁，甚至瓜蒌子我也经常使用，还有松子，也就是说五仁丸里面的药我都经常使用。因为你再继续使用攻下药就不好了，中间间隔时期使用仁类这样比较好，使肠道休息一下，仁类具有润肠功能，我经常使用这样的办法。

弟子问：临床跟诊时曾经看过您使用滋水清肝饮治疗更年期妇女便秘的情况，按照方药的出处，"凡胃脘痛，大便燥结者，肝血虚也，此方主之，逍遥散所不能愈者，此方妙"。我也看过您写过一篇文章滋水清肝饮治疗失眠。想请问一下您是怎样想到使用此方治疗便秘？除了更年期妇女以外还有哪些情况可以使用滋水清肝饮治疗便秘？

余绍源教授答：所谓滋水就是六味地黄汤，清肝是柴胡、当归、白芍、栀子、酸枣仁。我为什么会想到这个方，是因为更年期的便秘是肝肾亏损，而且引起肾水不足、肝火郁热，想到水亏火旺的情况容易引起便秘，所以用这个方治疗便秘。因为这种便秘不同于常规，它有特色，不是《中医内科学》上的那些方。你大概看了我有些书上提到用它。（弟子：如果不是更年期的，其他的情况可不可以用？）有这个证型的都可以使用。（弟子：就是只要有水亏火旺的，不一定是更年期，年轻的也可以使用？）对，病机相同就可以，中医就是要抓住病机。

弟子问：在治疗便秘的过程中，擅长使用风药也是您的特色之一，这种思路是来源于哪里？您比较常用的风药是什么药物？在何时使用风药？是所有的证型都可以使用风药，还是仅局限于某几个证型？一般用量是多少？

 余绍源教授答：我看张子和也有用羌活这些风药来通大便，例如三化汤就是小承气汤加羌活，它是治中风又有便秘的实证，所以它是风药治风的理论。那在何时使用呢，我觉得一般通便药效果不太好的情况下，我都会使用它们。因为没有办法了，其他药我都用到了，还是大便不通，我就会用一些风药。因为从现代药理来说它是一种胃肠动力药，风善行而数变，它可以增加胃肠动力。所以我有时会用这些风药治疗便秘。（弟子：那您风药的用量是多少？），我一般不敢用太大量，防风、羌活还是用10g。至于证型方面都可以用，它是胃肠动力药。

弟子问：文献中有使用大量的白术通便的报道，最多有人使用120g，您是怎样看待用大量白术通便的情况？

 余绍源教授答：我不是很欣赏白术通便这种方法，我看过别人用120g白术没有什么作用，你不要以为重用白术可以通便，我不相信120g可以通便这个情况。（弟子：反正您也没用过。）对，我不相信。

弟子问：文献报道重用白芍（超过30g）可以通便，但在一般的认识中，白芍是酸收之品，您如何看待这个问题？您是否有用过大剂量白芍通便的经历？如果有，什么情况，什么样的证型适合用白芍通便？临床使用有什么要注意的问题？

 余绍源教授答：这个问题我要和你们解释一下，一般的理解认为白芍是酸收之药，怎么能用来通便，解释不通。但是你们不知道肠易激综合征的便秘的原因是什么。结肠是一个肠袋一个肠袋，便秘的原因是这个环状肌的收缩。所以为什么有的便秘患者的大便是一粒一粒的，它里面没有机器让大便变成一粒一粒的，主要是靠环状肌的收缩，收缩以后让大便挤扁，变成一粒两粒。当它收缩的时候上面大便下不来，引起便秘。在这种情况下要用芍药甘草汤，因为它下不来，要松解它的痉挛，所以我就喜欢用白芍，芍药甘草汤，白芍一定要用30g。它不是一般的便秘，肠易激综合征就是指这个情况。（弟子：那您的意思是如果这个患者是肠易激综合征的患者，您都会用这种办法吗？）如果是这种便秘，我都会用芍药，当然其他通便的药还是会用，最后还是要加上芍药甘草汤。（弟子：所以您更多的是从疾病的病理角度认识？）对，所以有人认为这种便秘要用阿托品，它就是这个道理，缓解痉挛。（弟子：这种患者中医方面有什么特色，假设我们不知道他是肠易激综合征，可以通过什么中医的证据去证明我们可以使用这种方法？）很明显的是便秘、腹痛，他（患者）一痉挛当然痛，大便一粒一粒，好像羊屎状，这几个就是它的特点。如果你用很多的攻下药，没有解痉，大便就下不来。

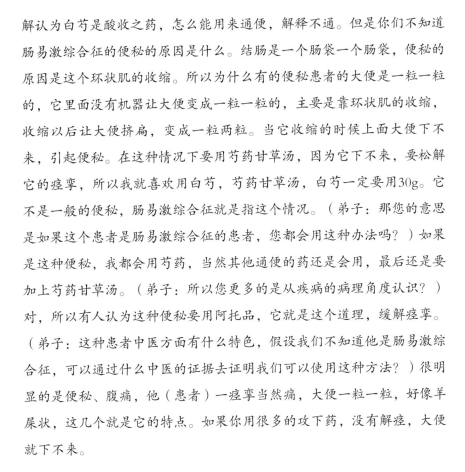

弟子问：另外在治疗难治性便秘中，因为肺与大肠相表里，有的专家临床上除了通便药之外，还会使用一些与肺相关的药，甚至用款冬花、紫菀、杏仁，这种理念您认不认同？

余绍源教授答：可能因为要补肺气，补肺汤都有紫菀，可以把肺气补起来，因为肺在上面，像一个盖子，有提壶揭盖的作用。不过这些方法临床上比较少用，也没有写入正统的书里，是一家之言。我不反对，一家有一家的经验。

弟子问：大便难排的一个主要原因是大便干结，所以软化大便是治疗便秘的常用方法。刚才说过能软化大便的药物是仁类的，除了从辨证的角度选择外，从临床的角度您是如何选择仁类的药物呢？

余绍源教授答：我觉得仁类的药物随时都可以使用。因为它没有很明显的苦寒，燥热，所以我觉得仁类的药物常用都可以。对，火麻仁、郁李仁这些我都是经常使用，因为不管寒热、虚实、气血、阴阳，都可以使用。在间歇期使用它们来过渡。

弟子问：我还想问一下仁类药您怎么选择？因为现在的火麻仁大家用得比较多，其实像郁李仁、瓜蒌子、柏子仁、松子，包括芝麻，这些药它们的归经是不一样的，您选择仁类药是基于什么，是用几种还是一种，怎么具体地使用？

余绍源教授答：因为仁类药有所谓的归经，总体的药理有润下的作用，不管是什么品种。所以柏子仁也有润下的作用，除了有比较大的心脏问题，没有安神，就不使用，也不能这样理解。反正使用仁类就下，叶类就升发，这就是用它的特点。（弟子：那正常的情况下您一个方子大概会使用几种仁类？）看你的情况，如果其他药太多了，你就用少一些，其他药不足，你就用多一点。（弟子：每次用量多少呢？）都是常规用量，郁李仁15g、瓜蒌子15g、火麻仁30g。（弟子：另外我看到您开药时都写仁类要打碎。）仁类药当然要打碎，效果好一些，打碎之后，仁类的油会出来，有润滑作用。

弟子问：便秘是临床上常见的中医病症，也是中医优势比较明显的病症，很多医生为了获得较好的疗效，都会在方子中加入大黄、决明子、芦荟、番泻叶等泻药。这种治疗方法，如果是急性便秘尚可；如果是慢性便秘，长期使用这类药物会出现大肠黑变病的情况，而且《谢映庐医案·便闭》中提到"治大便不通，仅用大黄、巴霜之药，奚难之有？但攻法颇多，古人有通气之法，有逐血之法，有疏风润燥之法，有流行肺气之法，气虚多汗，则有补中益气之法；阴气凝结，则有开冰解冻之法，且有导法、熨法。无往而非通也，岂仅大黄、巴霜哉"。我们看您有时候也会使用泻药，想请教一下您在何种情况下使用这类的药物？何种情况下停用？一般使用多长时间？如果患者已经有大肠黑变病的情况下是否继续使用？

　　余绍源教授答：便秘在中医来讲是个常见病，但是如果严格来讲，它也是个疑难病。你不要以为这个是中医优势的地方，不能这样说。我觉得譬如在方中加大黄、决明子、芦荟、番泻叶这些药在临床上多用于急性便秘，也就是实秘比较多。因为它们解决了问题以后就没有后遗症，他（患者）没有其他基础病的话，用它们解决了便秘就行了，就治好了患者。我们所讲的这些泻药在什么时候用？在什么时候要注意什么问题？我觉得应该是这样，由于便秘，特别是久秘、虚秘，它可以说是一种虚实夹杂的疾病。中医讲久秘、虚秘是阴阳、气血的问题，不是气虚就是阳虚，不是阳虚就是气虚或者血虚。所以虚是肯定的，它（虚）是基础病，但是当它出现便秘时是怎样的情况呢？也就是说他（患者）在基础病上发生了便秘，这个便秘也是它（虚）的标病。虚是本病，便秘是标病。不管是什么虚，当他（患者）出现便秘就变成标证。所以不能说气虚就补气，不管便秘，那患者的主诉就不能缓解。中医的辨证论治是要求解决患者的主要症状、主要矛盾，要重视患者的主诉，所以他便秘就变成标证，在这个情况下要先治标后治本，在补虚的基础上加上通便药解决便秘。解决便秘要使用什么方法？譬如黄芪汤补气，用黄芪、火麻仁、蜜糖能不能解决问题？想一想，用黄芪、火麻仁能不能解决问题？用这些药时间可能会很长，不是它不能解决问

脾胃余论

——名中医余绍源教授临床解惑录

题，而是它不能在短期内解决患者的痛苦。譬如济川煎用当归、牛膝、肉苁蓉，它这个患者是虚，但现在主要是大便不通，你自己又要解决问题，你想一想这样治疗你放不放心？如果你说这个患者肯定是气虚，就光补气，但是当你补到四五天的时候，患者还没有大便，他会相信你吗？他会坚持下去吗？你不能说服黄芪汤两个月保证他通大便。这样是不行的。我不是说教科书是错的，但是它强调了本不强调标，解决不了"本虚标实"的"标实"。所以这个也是中医研究便秘的一个非常关键的问题。我主张在有本虚但是以标实为主的情况下，不要忘记大肠是传导之官，一定要用通气攻下之药，不用就解决不了问题。无论是黄芪汤还是济川煎、润肠丸，都要加行气通便的药。不能说担心这些药一下去患者就受不了，你要知道矛盾也是会转变的，那时候突出矛盾是大便下不来，这是标实，需要解决。我觉得这时候要加用这类通下的药，譬如消痞除满的枳实、厚朴，通便除燥的芒硝，攻实的大黄，这些还是要考虑用的。如果不标本兼治就解决不了问题，所以谢映卢讲的是很多情况下会引起便秘，不单单是大黄、巴豆霜，但不是说完全不要用。我在临床上亦是如此，譬如患者是气虚便秘，我就补气，但是一定要加上行气通便的药，解决了他的标实问题、通了他的大便以后，才慢慢治疗。因为我的挂号费600块，开了四五天的药给患者，患者想多开一些，怎么办呢？我会告知患者，如果服药后大便通畅了就不吃，或者大便通畅后不吃，过三天四天大便不通再吃，隔几天吃一次，大便通畅不吃就算了。或者我教他们方中有大黄、芒硝，可以慢慢减量。不然你的确没有办法解决他们通便的问题，好像我们用激素一样慢慢减，或者隔几天吃一次。还有临床上便秘的确是个疑难病，肠镜看到黑变病怎么办？黑变病的患者肯定平时都用蒽醌类的药，你敢不敢再用？这个也是临床上经常碰到的情况。这类患者如果你不用泻药，肯定是不会大便的，因为已经习惯了，不吃就不拉。假如你完全不用泻药，血虚就补虚，气虚就补虚，肯定解决不了问题。这样的患者，我的意见是行气通便的药还是得用，正如我刚才所讲的那些办法，减量或者间歇用药。因为大肠黑变病虽然不好，但不是提示再也不能用泻药，也不是提醒再用这类药方法不太好。但在一些大肠黑变病患者没有办法，你想不出更好的办法。当然，有些通大便用灌肠的方法，但是这种治疗便秘的方法不是一种比较好的治疗方法。因为大肠是传导之官，从上到下传化。你要从下面传上去，一方面患者使用不方便，一方面它也是在没有办法的情况下使用，大肠的传化功能还是不行。所以大肠黑变病的情况下我还是不得不使用通便药，当然我不是鼓励你使用，但是没有办法还是得用。

弟子问：当时为什么想提这个问题，有两点原因。一点从患者的角度上看，因为如果我们不用这些药，可能确实像您讲的那样，效果比较慢，反正患者也知道他是慢性便秘，需要慢慢治，但是一用这些药，患者就马上很舒服，很舒服就不会长期看，然后等到下次不舒服他又来看，反反复复地治对体质改变帮助不大。好多患者说"上次余教授的药吃两天就有效，怎么你这个药吃一个星期都没效"，我们也很为难。

余绍源教授答：如果你认准了他是气虚便秘或者血虚便秘，你就对他说"虽然通了，但是由于本身是气虚或者血虚，所以你大便通畅之后一定也要坚持吃我的药，就不要用大黄或者那类泻药，把它拿出来，其他药可以继续用"。我都是这样交代患者的。

弟子问：另外一点，从医生的角度来看，其实中医还是要辨证论治的，但是现在有一些医生知道大黄是通便药，所以也不辨证，反正患者来了，就给他们开这些药，吃了也能拉。这样的话，他们在学习的过程中就会觉得治便秘就开大黄。尤其是年轻的医生觉得你说那么多没有用，他们开点大黄或者决明子就能解决问题。

余绍源教授答：当然我已经讲了，在急性便秘，实秘的情况下他没有错，开了大黄给患者就拉了，但是如果是虚秘是肯定不行的。这是中医的标本问题，单纯治标不行，要标本兼治。也就是说，虚证的患者出现便秘，虚实夹杂，要分清楚虚实的问题，它已经不是单纯的实证了。

第七节　泄泻诊治要略

弟子问：《难经》有言，"胃泄，饮食不化，色黄；脾泄，腹胀满泄注，食则呕吐；大肠泄，食已窘迫，大便色白，肠鸣切痛；小肠泄，溲而便脓血，少腹痛；大瘕泄，里急后重，数至圊而不能便，茎中痛"，您觉得这样的分类有必要吗？临床上有指导意义吗？

余绍源教授答：其实从现代角度看，这种分类方法无论生理病理都有很多错误，从生理病理来说，它都不对，所以到现在没有人照它这样辨证。如果对它进行分析和理解，"胃泄，饮食不化"这一段，其实就是说凡是泄都是湿，它认为胃泄是风兼湿，脾泄是暑兼湿，大肠泄是燥兼湿，小肠泄是火兼湿，大瘕泄是寒变热；但从症状上没有办法解释胃引起的泄泻为什么会出现饮食不化、色黄。所谓"胃泄，饮食不化"，根本没有这回事，胃是不消化的，你以为它有很大作用吗？它就是装东西，让食物慢慢到小肠，让小肠消化吸收，所以把胃全部切了也没事，那为什么会饮食不化？还有一个"食则呕吐"，这是可以的。"太阴病，腹满而吐，食不下""大肠泄，食已窘迫，大便色白，肠鸣切痛"，这个有点像肠易激综合征。"小肠泄，溲而便脓血，少腹痛"，大肠才会出现便脓血，这个应该是小肠痛，小肠痛会出现这种情况。"大瘕泄，里急后重，数至圊而不能便，茎中痛"，溃疡性结肠炎就会出现里急后重。他用这样的办法将泄泻一分为五是不对的，从生理病理都讲不过去。所以有时我们中医的书，西医会讲我们怎么这样讲也可以，那样讲也可以，样样都有道理，也就是说我们的医家的理论好像都有道理？那你说谁有道理？就是因为他没有道理，所以谁解释都有道

上
篇

临
床
解
惑
集

理。临床上就是这样，大家都没有道理，你解释他解释都可以。所以没有人照这样来辨证，以五脏或六经辨证居多。不能全部认为古代的东西都是对的，反正对的我们就采用，不对的就算了。

弟子问：一般认为，泄泻的产生与湿有关，《杂病源流犀烛》说"是泄虽有风寒热虚之不同，要未有不原于湿者也"，但在《脾胃绪论》一书中，您的弟子曾记录了泄泻的脾阴虚型，想请教一下您，这里的脾阴虚中阴虚的来源是什么？是因泻而致的阴虚，还是阴虚导致的泄泻？

 余绍源教授答：如果从病因来解释，阴虚比较少引起泄泻，通常是阴虚引起便秘，湿重才引起泄泻，所以这种情况大多数是因为泄泻比较重伤阴，从现在我们理解就是泄泻引起失水。阴虚不是病因，是泄泻的结果，特别是有时会阴虚得厉害，阴差不多没有，舌象就像去油猪腰。

弟子问：慢性腹泻之人，或有腹痛，或无腹痛，不知在治疗时有何不同？

 余绍源教授答：这个问题我觉得提得很好，因为很多人不重视这个问题，也没有认真研究过腹痛与腹泻的关系，所以我觉得你们要看书看得比较认真才能提出这个问题，一般的人都不理的。凡是泄泻都是肠蠕动不正常或者肠里面有病变，譬如高渗透性腹泻就是不能吸收的东西引起肠高渗透，所以失去了很多水分，肠就胀了。分泌性腹泻则是肠子分泌很多水，肠也胀起来。渗出性腹泻，好像痢疾那些，细菌、病毒刺激肠道黏膜，当然会痛啦。所以无论哪种腹泻都引起都是由于肠的病变，严格来讲，不管虚实腹泻都有腹痛，我们要研究的是腹痛的程度和腹痛出现的情况这两个方面。譬如食滞腹泻就是腹痛就去拉，拉完痛减，肝气犯脾引起的腹泻它的特点是什么呢？（弟子：痛而后泻，泻后痛减。）大家讲对了一半，另一半是不对的，它的特点是泻前腹痛，泻后腹还是痛，有时痛得更厉害，以前大家误认为泻后痛减就是肝气犯脾，用了痛泄要方。其实不对，因为泻前腹痛是实证，是肝气横逆；泻后腹痛是脾虚，是虚痛。所以有两种情况，一是泻前腹痛，二是泻后腹痛。如果泻前腹痛、泻后痛减就是食滞了，这一点辨证大家要注意，不然和食滞有什么区别？（弟子：那这种就是脾虚比较严重。）对，前者实证痛，后者虚证痛，既有肝气的痛，又有脾虚的痛。热结旁流的腹痛是绕脐疼痛且拒按。如果是脾虚的痛是隐痛，不是很痛而且喜按。肾虚的腹痛是黎明前脐周作痛，肠鸣泄泻，泻后痛减。（弟子：那为什么肾虚的腹痛不是泻后加重呢？）可能是因为肠鸣得比较厉害，泻了肠鸣就减少，我的理解就是肠蠕动加快导致的腹痛。所以腹痛表现不同、虚实不同，治疗也不同。但是总的来讲都有痛。问题就是有些脾虚腹痛，不是泻前腹痛，而是平时经常都会有隐隐作痛，和排便没有很直接的关系。

弟子问：消化科门诊，以慢性腹泻者多见。慢性腹泻中，有些患者表现为舌淡、苔腻而黄，按辨证当属虚实夹杂之证，但辨证治之，与攻补兼施之法，多难奏效，仅用理中、四逆之品，反而有效，岂不是违背中医辨证论治之理？

 余绍源教授答：这个题目比较难以回答，因为舌淡、苔腻而黄可以说它是虚实夹杂吗？也可以，但是按照辨证治疗没有效，仅用理中、四逆之品，反而有效，这种情况提供的论据不是很充分，究竟是辨证错了还是用药错了？问题在于它究竟是不是虚实夹杂，舌淡、苔腻而黄是不是虚实夹杂？这需要考虑苔腻而黄是不是真的实证，因为苔腻而黄不一定是实证，只能说他有点热，不能讲他有实，因为根据我们辨舌诊，苔腻而黄要看舌苔的厚，或是干等具体情况。如果舌质很淡，苔腻而黄但是很薄，那不一定是实证，而是脾虚有热，有点消化不良导致的郁热，所以这样的热不一定要去清热，舌质淡只能理中、四逆之类温中，然后加点消导药帮助消化可以解决问题。所以是否是真正的实证，我们需要辨证清楚。这种处理方法是不是违背中医辨证论治之理，这不好回答，因为没有其他更多的证据，例如腹痛不痛，或者大便性质怎么样，要加上其他症状，才能说明它是真正的虚实夹杂，所以这个问题没有办法展开讨论。

弟子追问：为什么要提出这个问题呢？因为我们这本书主要是想解决临床上的问题；为什么有感触呢？因为我们以前收过一个患者，患者是一般的泄泻，整个医院包括很多名医都看过，一年都止不了腹泻，什么药都用过，包括祛邪、扶正，后来在我们科住院，做了肠镜也没事，当时正好是扶阳派的医生主管，我就说我们都是用攻补兼施的方法，他说他们扶阳派认为疾病的产生与三阴冰伏有关，都是用理中、四逆类的处方治疗，就开理中汤后，患者就好了，我就很难理解，因为不止我一个人觉得患者是虚实夹杂，他在门诊看过很多消化科的专家都是这样认为，但是可能写的没那么详细。所以我有时候在想这个问题，我们在认识疾病时怎么抓住疾病核心，确实很难理解。

 余绍源教授答：所以单从舌质来判断这个病，很容易出差错，不一定很准。我们很多人都看过，也就是说我们可能辨证不准，因此没有效。

【弟子讨论】

观点一：但是这个理论也很奇怪，他说不管什么病都是三阴冰伏，也能治好病。

观点二：之前我也问过黄穗平教授，单纯从舌苔有点黄就判断他有热，这也不一定，要结合临床。

观点三：所以关键我们要找到一个点，是脉还是看其他的情况来判断。

 余绍源教授答：所以我也有讲苔腻而黄不一定是真正的热证，很脾虚的患者拉肚子，有时候消化不良导致积滞化热，舌苔微腻，所以根据这样说他有热，这不对，我刚才说了用点帮助消化的药，这个热就可以解决了，不一定用黄芩、黄连这些药。

【弟子讨论】

另一个我觉得也可以根据疗效观察，如果是用了寒热兼施的药或者清热的药效果不好，是不是就需要转个方向。

余绍源教授答：对，所以说你提的这个问题一是我们辨证不准，把它错认为虚实夹杂，其实他中虚，中阳不振，加上消化不良，寒湿化热都有可能，因为它（情况）不是很具体，所以只能简单地讲讲。

弟子问："通因通用"是中医治疗泄泻的大法之一，对临床医生来讲，却觉颇为踌躇，万一用错，则可能使腹泻更甚，而且患者多不理解，所谓"大黄救人无功，人参杀人无过"；但若不用，又恐闭门留寇，不知您有何应对方法？

余绍源教授答：这种情况我要专门讲讲热结旁流的问题。热结旁流的腹泻是阳明腑实的表现，是热邪与有形的燥屎相结合造成的一种病理状态。它有几种原因，第一是外感引起，因为肠内有燥屎硬结，所以大便下利纯稀的臭水。第二种是少阴病热化。它的特点是多由于秘结而下利，腹胀拒按，排便稀水而臭秽，有时带有硬结的粪球，涩滞不爽，拉得很不舒服，很难拉。还有一个主要的症状是绕脐疼痛，腹部绞痛，不是一般的疼痛。那它的治法是急下存阴，因为热结于里，不急下津液会耗干，也就是我们所说的釜底抽薪，那么我们一般用大承气汤，"急下之以大承气汤"，热结旁流就是说大便在那里堵着，一个结块，水只能从两边流下，表面上是泄泻，其实是便秘，所以要用"通因通用"的办法。还有一种情况比较少见，就是在温病过程中出现的热结旁流，这种热结旁流一般有什么症状呢？"身大热"，就是发热，呼吸急促，小便短赤，唇燥干，腹痛，四肢厥冷，这种情况也需要急下存阴，它不是单纯用承气汤，因为他是火热之邪直迫大肠。（弟子：这里的承气汤用大承气汤还是调胃承气汤？）大承气汤，要用清热解毒泻下的办法，这就是我们所讲的热结旁流。其实当我们用这个办法的时候，作为医生应该没有犹豫不决，应该破釜沉舟，孤注一掷，一定要下决心用泻下的办法，急急忙忙地下。至于"万一用错，则可能使腹泻更甚，而且患者多不理解"，还说"大黄救人无功，人参杀人无过"，这样做医生是不行的，所谓的大医精诚，在这种情况要敢于担当才能救人，所以犹豫不决怕用了大黄，家属不能理解，所以这种情况也是考我们做医生的心态和本事。"通因通用"要记得绕脐腹痛，不是一般的痛，这是它主要辨证的地方。

弟子问：肠易激综合征是临床常见的引起腹泻的疾病之一，其主要表现为"腹部疼痛，痛而后泻，泻后痛减"，临床上多用痛泻要方治之，但有些患者效果不好，不知何故？

余绍源教授答：这个问题我曾经有讲过，如果痛得比较明显，那肯定肝气横逆较厉害，肝木克土的情况比较严重，所以痛泻要方应该有效。如果痛得不是很厉害，这种情况下要衡量肝郁比较严重还是脾虚比较严重，所以不能单单用痛泻要方治疗肝木强盛，要加强健脾。所以我提出譬如柴芍六君子汤这类的药方，既舒肝又理脾，照顾到脾虚这样的情况。（弟子：痛泻要方更像是一种方法，根据肝脾的关系去调整用药的比例。）对。

弟子问：肠易激综合征有便秘型、腹泻型及便秘腹泻交替型，其中以便秘腹泻交替型最为难治，通下则腹泻加重，止泻则便秘更甚。以前跟诊时，见您用四逆散合二陈汤治疗这种证型的患者，效果很好，后来自己使用，也多能有效，您是否能讲解一下这样用药的机理是什么？

余绍源教授答：大家对教科书里面泄泻的分型治疗都比较明白，但是有一些腹泻教科书上没有说，一个是痰泻，一个是气泻。痰泻是因为积湿成痰，留于肺中，因为肺藏痰，所以留于肺中，肺与大肠相表里而引起腹泻。另一种是气泻，不是因为脾虚引起的，是因为郁怒引起脾土门户不固，木主疏泄，门户不固引起兼有胸闷、肠鸣、胁痛、腹痛这类的症状。因此导致中脘停滞，痰随气结则便秘，痰随气泻则腹泻。因为气有时候结有时候聚，所以就是痰气引起的泄泻，这样的患者就不能用内科书中的腹泻辨证，属于痰气的辨证，所以用四逆散合二陈汤反而效果比较好。

弟子问：您在平时治疗泄泻的患者时，还有什么喜欢使用的特殊药物可以讲给我们听吗？比如您在临床上也多喜用诃子、乌梅、石榴皮、

上篇

临床解惑集

山楂炭等收涩之品，不知道这些药物在临床使用之时当如何选择？

　　余绍源教授答：这个主要是用收敛的药防止滑脱，临床上你列举的这几味药我都经常用，譬如真人养脏汤用诃子，乌梅丸用乌梅。好像书本上没有专门讲石榴皮，我们民间用的，山楂炭这些也是。它们之间的区别是诃子适用偏虚寒的腹泻，乌梅可以用在寒热夹杂的腹泻。一般我们说暴泻不能用收敛的药，久泻的患者我们才用，但是石榴皮有个特点，无论是暴泻还是久泻都可以使用，有收敛不留邪的好处。所以农村的人如果腹泻不管是急性肠炎还是其他，摘一些石榴皮煲水止泻，农村经常是这样的。而山楂炭这类适用于食滞的腹泻。［弟子：还有一味药不知道您有没有用过，就是番石榴叶，邓老（邓铁涛）说也可以止泻。］可以，番石榴果也可以的，我们经常对小孩子说不要吃那么多番石榴，不然会拉不出大便的。它有收敛的作用，也可以。

弟子问：对于刚才您提到的泄泻的脾阴虚的问题，《医学衷中参西录》曾经提到过用山药来治疗这个问题。山药是否适合用于久泄？

　　余绍源教授答：可以，山药养阴而又止泻，可以使用。山药一般用于久泄，你看急性腹泻的方中一般没有山药的。

弟子问：参苓白术散中说"桔梗上浮兼保肺"，保肺的具体含义是什么呢？

　　余绍源教授答：保肺主要是讲升提肺气，因为肺与大肠相表里，升提肺气就可以止泻了。

弟子问：您在治疗泄泻方面有丰富的临床经验和自己独特的见解，能否请您根据临床的案例给我们讲讲如何治疗久泻？

余绍源教授答：今天本来是想讲一个久泻方，但后来我考虑了一下，单纯只讲组方原则和药物配比，可能就没有很大的临床实用意义，所以我今天想通过一个实实在在的病例，来说明我们临床上，如何通过患者病情的变化来遣方用药。

病例讨论

病例介绍： 一位90多岁的男性患者，因为肺部感染、发热住院。入院后用遍了所有的抗生素才慢慢把肺部感染控制住了，但仍存在低热，体温37.3～37.4℃，并出现腹泻。他是住在西医院的，西医能用的药都用过了，没办法了就只好请中医会诊。我们去看的时候，他已经腹泻2个多月了。那他泄泻到什么程度呢？次数已经记不清了，每天10次都不止，水样便，大小便失禁，整个人很虚弱，疲倦乏力，讲话也没力气，食欲不振，不想吃东西，也不想喝水，舌质绛而无苔，脉沉细。患者当时在西医院，止泻的西药已经全部用过了，但病情无法控制，越来越重，到了"滑脱不禁"的田地了，正气极其虚弱，也就是说到了我们中医泄泻的危重阶段了。那么大家可以讨论一下，这个患者应该怎么辨证，用什么治则、方药治疗呢？大家先发表一下意见，先谈一下。

观点一： 这个患者是邪去正虚，阴液大伤的表现，我觉得需要益气养阴，可以用生脉散治疗。

观点二： 我觉得要用益气养阴清热的方法，因为是肺炎感染后的患者，邪基本已去，应该要扶正为主，要益气养阴，配合一些甘寒之品去滋阴清热，在适当用一些收敛的药，不能用苦寒的药物去燥湿避免更伤阴。方药可以用生脉散加芦根、石榴皮等。

观点三：这个患者应该有阴虚，但这个阴虚是本还是标？我认为是标，是病久阴液损耗太多所致。它的本应该是脾肾亏虚，大小便失禁、食欲不振、疲倦乏力都是脾肾亏虚，所以治疗应该要补脾肾。方用四神丸加四君子汤，适当加乌梅、山药等酸甘化阴之药。

观点四：四诊合参，这个患者辨证为脾肾亏虚、气阴两虚。从临床特点来讲，属于小肠泻；从中医的角度来看，疲倦乏力、大便溏，应该有脾虚；从舌象来看，舌绛苔少应该有阴虚。治疗应该健脾补肾、益气养阴。方用四神丸合参苓白术散加减。

观点五：患者腹泻2个月，疲倦乏力，口干不欲饮，虽然舌绛红无苔，但我觉得阴虚是标，因腹泻太严重伤了阴，本还是脾肾阳虚。治疗应该健脾补肾的基础上，四君子或参苓白术散合四神丸，再加一些收敛的，如乌梅、石榴皮、山楂炭等。不能用清热的药，恐防清热更伤阴。

余绍源教授点评：中医诊断以症状为主，这个患者是腹泻了，所以中医诊断为"泄泻"，这个患者腹泻时间较长，属于"久泻"了。其实西医也分"久泻""暴泻"的，西医把病程在2个月以内的腹泻叫急性腹泻，2个月以上的叫慢性腹泻。我们中医也是这样看的，这个患者腹泻2个多月了，当然最初没有那么厉害，以西医说的水样便为主，应该属于小肠性腹泻。小肠性腹泻是以水样便为主，没有腹痛，以霍乱为典型疾病，虽然上吐下泻，但没有腹痛的；结肠性腹泻以黏液便、脓血便为主，腹痛比较厉害，比如痢疾。我们应该先诊断这个病发生在哪个部位。病因我同意可能是菌群失调，前面抗生素用的时间太长了。而从中医来看，中医诊断是泄泻。病因的话，暴泻不外是寒热、食滞、肝郁脾虚，而久泻，则侧重在脾虚、肾虚、脾肾两虚。这个患者是脾肾虚竭，而且有气阴两虚了，因为"说话没有力，全身疲倦，舌红无苔"。别以为舌红是有热，如果舌红有苔才是有热，如果舌红有白苔，那是在卫分；舌红有黄苔，是到了气分；但是到了营分，则是舌绛无苔。前面在气分，口干口渴，当用白虎汤；到了后面，清营汤证时，患者舌绛不渴。所以这个患者舌红，是阴虚的表现，千万别用葛根芩连汤，而是气阴两虚到了"滑脱不禁"，自己无法控制的程度，这是泄泻到了后期，脾肾齐病，气阴两虚。这时候的治疗主要是止泻，因为再继续泻下去就"脱"了，所以我们要"留人治病"，先保住性命。西医止泻已经没有办法了，那我们中医可以用什么理法方药呢？我们中医治病必须要先有一个理法和基本方，而不能随便自拟中药药方，没有整体的方的思维是不行的，这里可以用真人养脏汤。真人养脏汤出自《太平惠民和剂局方》，太平惠民和剂局是以前国家的中央卫生机构名称，所以《太平惠民和剂局方》可以说是以前的"国家药典"，我们使用的很多中医名方都出自这里。从医学史来讲，古代中国有三部"国家药典"，第一部是北宋时期太平惠民和剂局编的《太平惠民和剂局方》，第二部是到了宋徽宗时期开始编撰的《圣济总录》，第三部则是清代康熙年间编撰的《医宗金鉴》。我们再回到讨论的问题，这个方为什么叫"真人养脏汤"？"真人"是指"纯阳真人"吕洞宾，八仙之一，据说此方是由吕洞宾流传下来的。此方能固肠止泻、补益脾肾，由人参、当归、白术、肉豆蔻（煨）、肉桂、甘草、白芍、木香、诃子（煨）、罂粟壳组成。里面有一味比较特殊的药就是罂粟壳，其味酸、性平，不寒不热，有收涩的功能，用治久咳、久泻、久痢。这个病例当时我用了真人养脏汤，但我没用当归，因为他没有下痢；也没用白芍，因为无腹痛，它无大用处，同时加了乌梅，加强收敛作用。方中的人参就用党参，加黄芪，并用高丽参、西洋参等分另炖当茶喝以益气养阴。患者喝了我们的方药以后大便失禁慢慢好转，最后慢慢变成条状。这个患者给我们的启示就是要临床辨证，当时也有人提出"患者舌质那么红，你还用肉桂、肉豆蔻（煨），岂不是越用越热？"其实是因为肾司二便，要用肉桂以引火归元。所以临床辨证一定要准确，抓准辨证的关键，先有理法、后有方药，不要老是用自拟方。

弟子追问：余教授，有医家认为泄泻与湿有关，那这个患者已经有伤阴的话是否就不化湿了？

余绍源教授答：他现在已经不是湿气的问题了，现在主要的问题是气阴虚，现在主要要处理的是止泻，湿有燥湿、化湿、利水渗湿等方法，但患者现在湿气不是很重，虚是关键，越祛湿则更伤阴分。

第八节　痢疾诊治要略

弟子问：溃疡性结肠炎以腹痛、腹泻、黏液脓血便及里急后重感为主要不适，现代将其归于"久痢"或者"休息痢"的范畴，多从中医"痢疾"的角度进行论治，但是在溃疡性结肠炎的相关指南中，治疗溃结的方药有参苓白术散、痛泻要方等治疗泄泻的药物。《景岳全书》中有言，"痢之初作，必由于泻，此泻之与痢本为同类，但泻浅而痢深，泻轻而痢重。泻由水谷不分，出于中焦，痢以脂血伤败，病在下焦。然病实相关，不可不兼察以为治也"。从这句话来看，用治疗泄泻的方子来治疗大便有脓血的溃疡性结肠炎是否合适？

　余绍源教授答：从现代医学来讲，无论是溃疡性结肠炎还是其他，都归于腹泻的范畴。腹泻分为两类，一是排便的习惯改变，二是大便的性状改变。腹泻就是大便次数增多，粪便的性状从中医讲就是稀薄，甚至是水样便，有的是完谷不化。但是西医的解释是排便习惯改变，一天四五次，大便的性状包括病理的成分变化。中医不会讲病理成分，只能说有没有脓血。但从西医来讲，譬如痢疾看有没有痢疾杆菌，有没有阿米巴虫，就认为腹泻有病理的成分，所以腹泻包括很多内容。从两个内容来说，中医就把大便分为两个特点，一是水样便，二是次数多，主要抓住这两个特征，有就认为是泄泻。但是西医就不同了，它腹泻包括很多内容，重在大便性状的改变，譬如痢疾是脓血便，所以分得比较清楚。如果是水样便，西医认为是小肠性腹泻，痢疾这类是结肠性腹泻，就不同了。因为泄泻有很多种，不仅仅是肠的问题，有胃源性腹泻、胰源性腹泻等很多种腹泻，不是认为这只是肠的问题。所以以前我

脾
胃
余
论

——名中医余绍源教授临床解惑录

查房时也讲过，腹泻第一诊断的是部位，先确定这个病的部位在哪里，这种腹泻究竟是发生在哪个部位。譬如痢疾，它就在结肠，特别靠近直肠，所以会里急后重。如果是水样便，粪便不多，水分多，我们就认为是小肠性腹泻。譬如一些很特殊的情况，胰源性腹泻，就比如胰性霍乱，胰岛非 β 细胞分泌大量的胃泌素刺激肠道，大量的水泄，这就叫胰源性腹泻，很快会出现低钾脱水。所以你不要以为腹泻就是肠的问题，所谓"五脏六腑皆令人咳"，虽然不是说五脏六腑皆令人泻，但是腹泻有很多原因，你可以仔细看看《腹泻鉴别诊断学》，有很多很多。所以我先分析《景岳全书》中"痢之初作，必由于泻，此泻之与痢本为同类"这句话。这句话是对的，根据现代医学的观点，也把泄泻与痢疾归为同一类。"但泻浅而痢深，泻轻而痢重"这句就不太对了，因为中医讲的泻是小肠性腹泻，是水样泻。结肠性腹泻是渗出性腹泻，炎症的渗出，水分比较少，脓血便为主，有里急感。小肠性腹泻也包括很多种，一种是分泌性腹泻，例如霍乱，霍乱杆菌引起肠道分泌大量的水；一种是渗透性腹泻，很多泻药都是利用渗透压增高造成水泻；还有一些是遗传性疾病，小肠本身有一些器质缺陷，譬如麦胶性肠炎，或者喝牛奶不行的乳糖酶缺乏这类的腹泻。所以如果把痢看作比泻重，例如溃疡性结肠炎最严重是爆发期大量出血，这怕啥，不会死人的，病情很重，但是不会死。霍乱就不同了。还有克罗恩病严重还是溃疡性结肠炎严重？你愿意医治克罗恩病还是溃疡性结肠炎？克罗恩病是小肠性腹泻，你想想是痢重还是泻重，肯定是泻重，不要看到有血了就觉得病情很严重。所以"泻轻而痢重"这样看是不对的。（弟子：古人不一定是对的。）对，古人没有掌握那么多知识，看到血了就认为病入血分，很严重了。要辨证看，你看痢疾现在怕不怕，很好治的，所以你说痢重不重，就是这个原因。溃疡性结肠炎如果不好好从中药方面研究，前途不大，一定要从中药中挖掘、突破。溃疡性结肠炎病情发展到最重也不会有生命危险。现在我说一下参苓白术散和痛泻要方这些拿来治泄泻的方能不能治脓血，这个很难说。可能不能用它们作为主要的汤药，因为痢疾有久痢和休息痢，在休息期间有一段比较稳定的缓解阶段，这段时期从治疗来说不一定要止血，比如说他（患者）脾虚就可以用参苓白术散这些，如果是肝木克脾的情况就可以用痛泻要方，不是说完全不能用，而是不能当作活动期主要方药，特别是有脓血的时候。你不要理解为参苓白术散、痛泻要方作为主方治疗痢疾脓血，但缓解期就可以治疗，指南里面没有错，是可以的。活动期用芍药汤、白头翁汤等，甚至用黄连解毒汤。

弟子问：很多医家认为，溃疡性结肠炎的发生与毒邪有关，您是否有类似的认识？想请教一下您，这个"毒"指的是什么？有哪些具体的临床表现？有哪些药物是针对毒邪的呢？

　余绍源教授答：为什么理解为毒邪呢，因为它的症状有脓血、腹痛，所以你不把它当作毒，它也是毒，已经是毒了，这样理解是对的。因为平时的腹泻是没有脓血的，脓血出来了无论是什么邪都是比较重的，把它理解为毒邪是没有错的，是对的。对于毒邪，我的理解是湿热之毒、疫热之毒侵犯肠系，引起脉络损伤，脂血俱下。具体表现就是腹痛、脓血便这样的症状。我觉得凡是清热解毒、凉血止血的，甚至有些收敛作用的药都可以应用来针对毒邪，其实我们临床上也是用这样的药。（弟子：常用的解毒药有黄连、马齿苋这些。）对，譬如鸦胆子。凡是急性溃疡性结肠炎都是用清热解毒、凉血止血的药。

弟子问：痢疾古有称之为"滞下"的，所以刘完素有"调气则后重自除"的观点。但在临床上，有时候用了通导之药后，患者大便次数增多，反而对疗效不满意。因此想请教您，何时使用通导之药较好？有没有一些可供临床医生判断的证据，比如有后重的可以通导，或者有脉象滑实的可以通导等？另外，对于用药后大便次数反而增多的情况，如何判断是病情加重还是病情好转？

 余绍源教授答：所谓"滞下"是因为病灶在结肠或者乙状结肠附近，才引起滞下的症状，如果是在右半结肠病变，像溃疡性结肠炎引起的右半结肠病变，左半结肠没有病变，不一定有滞下。但是溃疡性结肠炎最初病变在左半结肠，慢慢发展到其他部位，所以一般都有滞下的症状，也是里急后重的意思。如果结肠或者乙状结肠没有病变，不一定有滞下，这是它比较特殊的症状，与病灶部位相关。如果有滞下的情况，就是患者大便次数多，拉来拉去拉不干净，里急后重的情况，属于中医热结旁流现象，下得不痛快，有这样的症状一定要用通下。"用了之后大便增多"，你的目的是为了通下，那么大便增多有什么奇怪？用了通下的药，大便没有理由会越来越少，只能随着大便增多了，滞下的症状慢慢减少，炎症慢慢消退，通下后期大便才会慢慢减少，所以大便次数增多不是坏事。问题关键是通下以后后重有没有减轻，这个是判断的主要标准。所以有时候临床上有些便秘的患者几天没有大便，通了大便之后，他还是不够满足，觉得大便稀烂，我说你大便通了还不满足，要条状的大便，有没有这样的可能呢？几天没有大便，通了大便要条状标准的大便有没有可能？要求也太高了。所以只要后重的症状减轻，通导就达到目的了，至于血还出不出，这是调血的问题。一个是通导的问题，一个是理气调血的问题。

弟子问：溃疡性结肠炎的主要症状是大便带有脓血，这也是患者最为关心的临床症状。不知道是否可用止血的药物？应该使用何种止血的药物？如果使用炭类药物如十灰散等是否有留邪之弊？

 余绍源教授答：我觉得止血药是肯定要用的，血太多是不行的，患者拉血很多，猛地去清热，血越来越多，不单止不了血，反而血会越来越多。第一，病情没有好转；第二，他没有信心继续找你看病。不能说"不要怕，你再吃一个星期的药就好了，就没有血了"。谁相信你啊？所以血太多应该止血，但是我觉得不能用十灰散，因为十灰散的止血是针对上消化道出血的，例如呕血、吐血，下面的血是止不了的。火犯阳经血上溢，热侵阴络下流红。这是不同出处，总的来说是火、热两个病邪。但是十灰散止上面阳经的血，不能止阴络之血，这是最大的区别。没有人说流鼻血用十灰散、咳血用十灰散，它们用大黄这类的药引火下行。所以对下痢脓血，我们更多地用凉血止血药，例如槐花丸、地榆散这类的药，不能用十灰散。而且止血药不能单独用一味药去止血，只能配合清热解毒、凉血泻火这类药一起用，才有效，不然也起不了作用。炭类药物可以用，地榆炭、槐花炭我们都经常使用的。

弟子问：对于溃疡性结肠炎的缓解期，您在《脾胃续论》一书中提出了"人以胃气为本，而治痢尤要"的观点，能否请您讲解一下在临床上当如何运用这个观点？

 余绍源教授答：因为痢疾与脾胃关系比较密切，所以发作迁延日久，最伤脾胃，特别是蕴毒堵塞胃口，就没有胃口进食或者一进食就会呕吐，所以有一条比较有名的方叫开噤散（详见图1）。

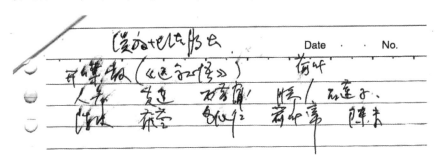

图1　余绍源教授手写开噤散组成

开噤散主要组成有黄连、人参、石菖蒲、石莲子、丹参、陈皮、冬瓜子、陈仓米、茯苓、荷叶蒂。主要用于噤口痢疾，就是专门针对久痢胃气衰败，不能进食或者一进食就会呕吐这类情况。在临床上遇到没有胃气饮食不振或者进食呕吐的患者就要注意胃阴不足或胃气不足的问题，防止胃气衰败引起病情加重。

弟子问：溃疡性结肠炎在临床上多以寒热并见、虚实并存为主。在治疗时，应如何分清主次、确定治疗方向？

 余绍源教授答：寒热并见、虚实并存与否要看临床表现。譬如溃疡性结肠炎初期偏热偏湿比较多，所以用芍药汤、白头翁汤，甚至黄连解毒汤这类；中期寒热夹杂用乌梅丸；后期阴伤，但是湿热仍盛，为阴虚痢，用驻车丸。如果阳虚，用真人养脏汤，也可以使用温脾汤。你就根据寒热虚实来调理。该病早期湿热多见，后期虚寒偏多，或者寒热夹杂偏多。

弟子问：治疗溃疡性结肠炎需要调气调血，在溃疡性结肠炎或者痢疾中调气调血的主次应该怎么区分？有没有侧重点？是否需要根据疾病不同阶段改变调气调血的偏重？

余绍源教授答：如果没有血，怎么叫溃疡性结肠炎（弟子：调气调血可以贯穿疾病整个过程。）对，只要是发作期症状出现，两个都不可以废除。（弟子：调气是为了改善里急后重，调血针对的是便脓血。）对，两个都不能废除，因为便血，里急后重，光是调气不理血行不行？光凉血止血不调气里急后重没有办法解决。（弟子：理血什么药最好？）看你具体情况，其实理血指凉血止血那部分，没有一个药是特定理血的,你说当归是属于理血还是其他类?只要它是入血分,就可以配合其他的药使用。(弟子:我觉得理血是不是赤芍比较好?调气就是木香。)赤芍也可以,你看芍药汤调气理血一起来,有当归、芍药、肉桂。理气就很重要,你不要看患者脓血便那么厉害还给温药,其实调气很重要,没有它,后重解决不了。调气理血都是一起来的。(弟子:常用药有当归、木香、肉桂、白芍。)对。

弟子问:中医认为海鲜是发物,有痈疡者不可服用,西医也认为饮食因素在本病的发病过程中起了一定的作用。您如何认识这个问题,本病患者是否不宜食用海鲜、牛奶等?

余绍源教授答:关于饮食禁忌,我觉得有些是有一定道理的,譬如有痈疡、特别是有脓血便的患者就不要吃发物或者容易上火的食物。但是现在很流行煲汤,天天煲汤补,我认为有些也太过火了,把中医庸俗化,这是没有必要的。特别是在我们做医生的看来,调理是可以调理,但有些情况说它对也不好,说它错也不好,这是模棱两可的东西。我看到门诊病历有一些写了几十种食物不宜食用,那患者吃什么好?"你吃错东西的后果自己负责,不是我的药的问题,是你触犯了禁忌",这种想法是不行的,有这种想法你怎么做医生?所以我认为消化性溃疡病的患者酸、甜、辣的东西不要吃,其他问题都不大。太忌口是不行的。(弟子:不同的体质对食物的敏感度不同。)对,但是总的原则,我认为当你不清楚这个药对人体有无坏影响的时候,宁可信其有不可信其无,还是暂时不吃。饮食也要辨证论治,火气大的人不要吃容易上火的东西。

弟子问:有的人将溃疡性结肠炎和痢疾从内痈论治,请问您怎么看待这种观点？

余绍源教授答：这个很难说，很多人将胃溃疡也当内痈，讲来讲去还是中医的辨证论治，热毒引起的溃疡性结肠炎和痢疾，无论是不是从痈论治，还是得清热解毒、凉血止血，总的治疗原则没有变，没有必要哗众取宠。

第九节　肝着诊治要略

弟子问：所谓肝着，主要指的是慢性肝炎。很多慢性肝炎患者，尤其是病毒携带者，没有病毒复制，没有转氨酶升高，按照现代的西医指南是不需要治疗的，您认为这些患者是否需要中医治疗？如果需要，应该如何确定治疗方案？需要治疗的慢性活动性肝炎患者，很多并无明显的临床表现，会出现所谓"有病可见，无证可辨"的情况，您觉得应该如何进行辨证及治疗？

余绍源教授答：这个问题其实是中医和西医两个不同的疾病认识治疗系统的差别问题，是辨病和辨证的问题，西医辨病为肝炎，中医辨证为肝着。中医以前没有肝着这个病名，是现在才这样叫的。在我读大学的时候（1956—1957年），肝炎这个病就开始在社会上流行，几十年不断变化发展。在早期，中医大有用武之地，因为之前对这个病，西医找不出治疗方法，只知道是病毒引起，却不知道怎么治，只能用中医辨证论治，可以说是中医把整个肝炎治疗的"市场"给垄断了。当时根本没有西药可以治疗肝炎，中医治疗以清热解毒、清热祛湿、疏肝理脾、行气祛瘀为主，到后期气血亏虚时养血补气，演变了几十年。但是到了西医发现了抗病毒药以后，中医基本上无话可说了。因为对于病毒性肝炎来说一切的辨证论治都是治标不治本，无论是清热解毒，还是祛湿等方法，讲来讲去、治来治去，病毒还是在那里，但是西医抗病毒的药一用，病毒复制量低了，解决问题。西医是讲"病"的，我们中医讲"证"，讲"证"解决不了根本问题，但西医讲"病"能解决病毒感染的根本问题。对于肝炎病毒感染无论我们怎么辨证论治，比西医都差得远了。辨证论治是我们中医的"灵魂",但是在这里(抗肝炎病毒)辨证论治显示不出中医的优势。所以我看"中医治疗肝着"这个题目,再怎么谈,也没有太大的前途。一些中医名家大师可以总结一大本治疗慢性肝炎的经验出来,但是抗病毒的西药出来后,他也没话可说了。我们要尊重这个现实,中医如何治疗慢性肝炎的理论课可以讲很多,但是具体治疗效果有哪个敢说很好? 我自己的一个经历,我的一个老朋友,他是在美国经商的,检查发现得了乙型病毒性肝炎,病毒复制量比较高,美国医生建议他抗病毒治疗,他不肯,说国内认识中医医生,回国来找我看。当然,我们用中医辨证论治,疏肝理脾、清热化湿解毒,治疗期间不断复查乙肝病毒DNA,发现乙肝病毒DNA复制量仍在慢慢地升高。1年以后我说:"不行,我的办法已经用得差不多了,你还是要吃抗病毒药。"于是开抗病毒的药给他吃,吃了一个月以后DNA就下来了。你看我们的确是辨证论治了,当然辨证是否百分之百准确这个很难说,但的确是辨证论治了,临床效果却不好。所以这个问题我感触很深,关于治病和辨证的问题,我觉得,如果有病原体存在的,应该治病;如果病原体不明确或者没有抑制病原体的药物,那就要辨证。就像肺结核,现在谁还吃中药呢? 谁还吃清燥汤、月华丸之类的方? 肯定是吃抗结核药。我不是否定中药,但是在这里(肺结核的治疗)中药是治标,治不了本。但是用抗结核的西药,能够很快就治好。当然,中药可以改善肺结核的咳嗽、咯血、盗汗等症状,但是解决不了根本问题,你可以参与整个治疗过程,但是起不了决定作用。所以我们要有清醒的认识,不要总觉得中医辨证就很了不起,人家西医也能紧抓病机,解决根本问题。我还有一个例子来说明辨病和辨证的问题。我1963年大学毕业,在广东省中医院内科做住院医生,我们有4个内科住院医生,每人管25张病床。刚好有个农村来的患者,30多岁,他发热半个多月,在下面医院住院治不好,反复发热。他发热的特点是往来寒热,每天下午4~5点钟开始恶寒,恶寒然后发热,收入院后中医辨证论治,往来寒热不是很简单吗? 小柴胡汤!"往来寒热,胸胁苦满,心烦喜呕,默默不欲饮食",行了,小柴胡汤！用了3天，一点儿效果都没有。后来我想到这个可能是疟疾，因为他到时间就恶寒发热，不用退烧药自己会退。后来我开了个医嘱，高热时抽血查疟原虫，结果真的发现疟原虫了，可以确诊疟疾。简单，用奎宁！但是医院没有这个药。我让他想办法自己去买，买回来后让他这样吃：第1次服4片，8小时后服2片，再8小时后再服2片。就好了，不发热了。你说我没按照中医辨证论治？但你（辨证论治）没办法杀疟原虫啊！后来这个患者把剩下的整瓶奎宁送给了我们医院，让我们治疗其他的患者。说明还是要根据具体情况去辨证，如果没有具体的病原体，那当然是中医好，那时候西医没什么药可以用。还有另一个病例，也是关于辨病和辨证的问题。那是广东省中医院二沙岛分院病房建好使用的时候，有一天我上班时，他们对我说："外科有个患者发高烧，要你去会诊。"我就去看，是一个年轻人，30多岁，发热三四天，外科一见发热就用退热针退热，退完第2天又发热，又用退热针去退热。我发现这个患者的主要特点是在口腔颊黏膜出现科氏斑，外科医生不知道，这是麻疹啊！得了麻疹，在皮疹出现的1～2天前，科氏斑就出现了。我就交代外科医生，千万别再用退热针了，越用麻疹越发不出来，会出现很严重的问题。我就开了一个药方——宣毒透发汤（葛根、升麻、防风、牛蒡子、薄荷、连翘、前胡、桔梗、枳壳、荆芥、木通、淡竹叶、甘草），我说这个方让患者自己煎药，因为这个方里还要加入芫荽（香菜）以透疹。这个方今天吃了以后，明天疹就发起来了。这个也是辨病或辨证的问题，可能外科医生不知道他（患者）是麻疹，即使他（外科医生）知道了，他可能也不会用药处理，只要保证患者没有并发症就安全了。但是我们中医不同，中医对治疗麻疹有一套很完整的理论，即初期要透疹，不能用退热针，要透彻底，手心脚心都有疹了就出齐了；中期要解毒、清热、凉血；后期要养阴益气。所以中医对麻疹有很完整的一套理论，是典型的辨证治疗。所以中医也不是不讲病，例如麻疹就是辨病与辨证的结合。通过这几个病例，我想让大家知道，什么叫辨病、什么是辨证，什么情况下去针对病、什么情况下要针对证。

（弟子：以前觉得中医治本，但今天听余教授讲针对病原体的观点，可能西医才治本，中医反而治标。看来标本也是一个相对的概念。）

弟子问："西医治标、中医治本"是一个民间的共识。中医不仅仅是辨证的，也是辨病的，像中医说的太阳病、肠痈、麻疹等。所谓的"治标"还是"治本"，我个人理解为"着眼于改善某一种状态或者症状"这叫"治标"。"着眼于改善疾病的根本的核心的东西"，西医叫病理，中医叫病机，这是"治本"。我们中医有时在辨证论治的过程中会把疾病的病机割裂开来，例如胃痛，我们中医说是湿热证，那就去治湿热证，那以后还会不会再痛？我们中医不好说。西医可能就会说有HP（幽门螺杆菌）以后可能就还会再痛，没有HP（幽门螺杆菌）就不会痛。我们中医是动态观察疾病的特点，找到一个核心的东西，然后通过一个方案，就像之前您讲的中医治麻疹，初期用什么、中期用什么、后期用什么，那这样可能就达到了中医治本的目的。我不知道这样理解对不对，请您指导一下。

 余绍源教授答：像麻疹，中医西医都是指同一个病，中医有一套完整的理论去治疗它，但西医却说不需要用什么药治疗。而中医、西医也都没提要杀死麻疹病毒。因此对每一个疾病要具体问题具体分析，不能一概而论。

弟子问：病毒感染是慢性病毒性肝炎的病因，从现代医学上来讲，肝炎的发病与情绪无直接关系，但中医认为肝气郁结对肝炎患者的临床症状改善和预后都有影响，对此应如何理解？

余绍源教授答：这个问题是比较复杂的，因为病毒性肝炎初期发病可能和肝气郁结没有什么直接关系，但是发病以后由于症状的干扰，对患者造成精神心理的压力导致了肝气郁结，这样对肝炎患者的临床症状改善和预后是肯定有影响的。特别是在有抗病毒的药以前，那影响是很大的。在以前，招收新员工入职，如果入职体检发现有乙肝，是不能入职工作的，那很惨啊，你压力大不大？你医学上说不吃药、不治疗都可以，那为什么不能让他入职工作？找工作哪个单位都不要你，你说压力大不大？当然会有肝气郁结。

弟子问：《金匮要略》有言，"见肝之病，知肝传脾，当先实脾"，这样的思路如何体现在肝炎的治疗过程中？

 余绍源教授答：这句话要看你对实脾的"实"怎么理解。实脾不是补脾，是疏肝理脾或者调肝理脾的意思，是保护脾，预防脾受到伤害、受到连累的意思。而不是说有肝病就开实脾饮就行了，而是说要去保护脾，不要让它受到肝的连累。所以中医治疗肝炎，第一阶段是清热解毒，第二阶段是疏肝理脾，就是怕它传到脾去了，连累了脾。例如逍遥散、四逆散、柴胡疏肝散、柴芍六君子汤、痛泻要方等这些都是调理肝脾的药，可以根据具体情况去使用。

弟子问：您在临床上诊治过的最常见的肝着的证型有哪些？多选择哪些方药进行治疗？

 余绍源教授答：证型和辨证论治，书本上已经讲得很多了，但我讲来讲去还是说，这些方药的终极效果不是很理想。

弟子问：对于病毒性肝炎，西医抗病毒药已经有了，那中医对慢性

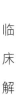

肝炎治疗的切入点有还哪些？中医药能发挥什么作用？

 余绍源教授答：如果中药杀病毒的效果比不上西医，那就不要研究这一点了，已经没有意义了。你要研发一个新药，当然是要拿目前最好的药来进行临床对比，效果比它好就可以生产，如果你研发的新药效果还不如已有的药，那你研发来干嘛？所以我觉得现在不用讲中药杀病毒的问题了，而是可以尝试用中药在肝炎的某个阶段去阻断纤维化，从而延缓肝硬化。以前也有人研究过用中药去阻止肝纤维化。这就是一个很好的切入点。

弟子问：您不希望我们讲优势和切入点，我的意思是想知道这个病留给我们中医的空间还有什么，我们中医还可以怎么去参与。我在临床上有很大的困惑，就是怎么"治未病"。现在很多患者处于一个有问题、但又还没达到疾病诊断标准的状态，但是可能经过一段时间后就会发生疾病。西医没有很好的处理方法，所以指南会说不用治、定期观察，等到真的达到疾病诊断标准了再治疗。例如体内有乙肝病毒但病毒低复制且肝功能正常、糖耐量有异常但还没达到糖尿病标准、有血尿了但肾功能还正常等等。对这种中间状态需不需要治疗，大家的意见是很不统一的，有人说西医指南说不用治那就可以观察，有人说中医"治未病"有优势，可以中医治疗。在这种状态下我们中医应该如何去切入，我一直拿不准，想听听您的意见。

 余绍源教授答：所谓的切入点，是指我通过这一点就可以进去，进去就可以解决问题。但是有些情况你切入进去以后却解决不了问题，所以我劝你不要提"切入点"。像你说的这些中间状态，应该是我们中医以后努力的方向。

弟子问：据我了解，中医药诊治慢性肝炎，目前中医药和专科专病的发展水平，中医药肝炎专病专方和靶点的问题，可能和我们前面所想的还不太一样。前面您也讲了，我们中医药对控制肝炎病毒没有什么优势，但是有的肝炎患者，无论你把肝炎病毒控制得怎么样，他的病都在慢慢进展成肝硬化，有些患者病毒复制是正常低拷贝的，但肝炎还是会进展成肝硬化。像我们医院的肝病科，近10年就研究柴芍六君子汤一个方，它的研究目标很清楚，就是怎么样让这些慢性肝炎的患者可以不转变成肝硬化或者逆转。我们临床经常会遇到这种情况，尤其是一些慢性疾病，例如高血压、心脏病、溃疡性结肠炎、克罗恩病等，是需要长期治疗的。在以前的认识中我们都是辨证论治，今天湿热就清湿热，明天虚了就补虚，没有专门对病的治疗。对萎缩性胃炎也是这样，之前您说过，我就用这条方（萎胃复元汤）。一个患者，根据春夏秋冬四季不同或者天气、饮食的不同，他的证型是可能会发生变化的，但是基本上您（治疗慢性萎缩性胃炎）就是用同一个方，变化并不是很大，这就是刚才您讲的，中医也是要辨病的，而不仅仅只是辨证。有时候我们怎样去找一条路也是很重要的，中医也有核心病机，它也不仅仅只是湿热。像消化科的一些需要长期治疗的慢性疾病，我们是不是应该像西医一样，去找一些东西出来解决问题？当然能不能找到、能不能解决又是另外一个问题。我不太清楚我的这个想法对不对。

 余绍源教授答：可以用一条方，或者一个法，在某一个阶段防治肝炎向肝纤维化发展，这个目标是可以的。我不是说中医不行，就是要找到合适的目标，我说中医治疗肝炎为什么落后，就是它没有把靶点找准，只是注意了症状，没有注意到终极目标，应该是杀灭病毒或者抑制病毒复制，没有把靶点定在这些地方，只是想着解决一些临床症状，这样的话肯定会落后。就好像我们打仗，没有运用战略战术去消灭敌人，而去搞其他一些和战场上转变胜败无关的事情，那是没有用的。所以我们中医药以后要注意到这些问题。就像唱戏，你不能做花旦，不能做文武生，只能跑龙套，那有什么用呢？你就起不了关键性的作用。我们中医不能乐于做这样的跑龙套角色，要争取做主角，要着力去解决关键问题。我是铁杆中医，但我们一定要面对客观问题，如果再这样下去，中医一步一步地就落后了。

弟子问：慢性病毒性肝炎是一种治疗疗程很长的疾病，有很多专家基于辨病论治的原则，进行专方专药研究，对此您有什么看法？

余绍源教授答：问题的关键是你的方药有没有效果，起什么作用。如果你这个药是疏肝理脾为主的，我不是说你起不到疏肝理脾的作用，而是你对治疗慢性病毒性肝炎能起什么作用，能达到什么终极效果。如果你的终极效果不好，只是在某一时的一个阶段起作用，那不能称作是专方专药。虽然方很多，但真正能达到远期疗效的可能没有多少，我不是说他的方不对，但是从辨病论治来说，效果是不理想的。我不是说它在哪个阶段没有效果，而是它的终极效果不理想。

弟子问：是药三分毒，很多中药都要经过肝代谢。我们经常用的调肝中药，如柴胡，现代医学研究就发现在用药时可能出现药物性肝损害。在慢性肝炎的治疗过程中，我们应该如何选择中药？

余绍源教授答：有很多报道说哪些中药是对肝脏有损害的，在使用这些药时注意就是了。但是所谓对肝有损害的药，也不是一用就有损害的，还有一个用量和持续时间的问题。所以像柴胡这些易出现肝损害的药，如果你不是长期使用或者大量使用也不用担心有肝损害。《医学三字经》也说"张子和，主攻破，中病良，勿太过"。医生对这种情况要权衡利弊。假如我用的这个药，现阶段对我治好这个病有决定性作用，我可能孤注一掷都要用，要下决心。名医就是能紧抓病机，在紧急关头敢用药，这样才能见疗效。这个问题只能讲用药的原则。

弟子问：很多患者会用偏方来治疗肝炎，如溪黄草、茵陈等，但并未辨证，您觉得这样处理可以吗？

 余绍源教授答：这两种药应该是可以用的，因为肝着的早期病机是湿热疫毒，治疗原则是清热、解毒、利湿。溪黄草、茵陈这些都是清热、解毒、化湿的中药，这样用应该是对的，可以不辨证地使用。

第十节　胆胀诊治要略

　　弟子问：胆囊炎、胆石症发作的主要病机是肝胆湿热壅阻，气机不畅，不通则痛，所以清热利湿、舒肝利胆、理气止痛是临床上常见的治疗方法。但您提出"治胆勿忘脾胃"的观点，而且指出"对于慢性胆囊炎和胆石症来说，脾胃气机升降与否是其发病的关键，治疗时要时时顾护脾胃"，请您给我们讲解一下其道理及如何指导临床运用。

　　余绍源教授答：绝大部分人的胆管和胰管有一段共同通道，所以胰腺炎的患者我们一定要问有没有胆结石、有没有胆囊炎。就是因为胆管下来后跟胰管有一段短的共同通道出十二指肠，如果结石在排下来的时候梗阻了，堵住了共同通道，就会造成胰腺炎，问题就出在这里了。凡是肝胆出现了问题，肯定会影响胰及胃肠，我们讲中医的脾是"胰腺和小肠"，中医讲的脾的功能就是指"胰腺和小肠的功能"，所以和胃的关系很大，胆是随着胃下来的，"胆随胃降"，所以为什么胆病要用大柴胡汤下？就是要让它顺着胃一起下来。同样的道理，如果胃肠道有堵塞，不通畅，那胆、胰不能下来，也会堵塞，肝胆道问题影响脾（胰）胃、影响肠胃，所以大家是互相影响的。脾胃是中枢，是出入、升降的中枢，它的功能，"出入废，则神机化绝；升降息，则气立孤危"，所以说脾胃科很重要并不是我们吹牛的。"饮入于胃，游溢精气，上输于脾，脾气散精，上归于肺，通调入道，下输膀胱"。再结合共同通道的解剖特点，脾胃的升降和肝胆的作用就很清楚了，"治胆莫忘脾胃"就是这个意思。

弟子问：慢性胆囊炎的治疗总以疏通气机为要，通则不痛是也。但您在治疗慢性胆囊炎的过程中，提出了独特的酸甘育阴法，并且以此为依据研发了院内制剂"胆石清"片，请您给我们讲解一下其道理及如何指导临床运用。

余绍源教授答：我先讲讲胆囊炎的治疗经验和体会。第一是以通为大法。肝胆主疏泄，性喜调达，肝胆宜疏泄，宜宣通，宜降，以降为顺。如果肝胆气机郁滞，导致肝胆之气不降，就会发生胆囊炎，治宜疏肝理气、通腑泄热、消积导滞、行气导滞、疏肝利胆、活血祛瘀。所谓通腑泄热就是用泻下的药因势利导、急下存阴，例如大柴胡汤、大承气汤、茵陈蒿汤、小承气汤等这类的通腑泄热的方，同时加一些消炎利胆、清热解毒的药，例如蒲公英、金钱草、金银花、栀子这些清热解毒的药。这就是以通为大法，通加泻热、利胆。第二是止痛。①疏肝利胆、理气止痛。例如柴胡、枳壳、白芍、青皮、川楝子、元胡、木香、香附和郁金这些都是疏肝理气止痛的药。有时还要加些活血的药，如三棱、莪术、桃仁、红花、川芎和赤芍这一类药，甚至要加一些活血祛瘀的药。②酸甘缓急。由于病在肝胆，酸能制动、甘可缓急，酸甘合用可以和缓气机，调逆止痛，例如乌梅丸治蛔厥，利用蛔虫得酸则静，得辛则伏，得苦则下的特性。通常临床上可以用芍药甘草汤（通常白芍30~60g，甘草10g），这是酸甘缓急止痛的方法。第三是治胆莫忘脾胃。由于湿邪是胆囊炎发生的关键，湿浊导致脾胃气机升降失调，影响肝胆的疏泄，因此在清热利湿的同时，要适时用点芳香化湿、消滞醒脾之药，一般可以用平胃散加佩兰、藿香、豆蔻、枳壳、布渣叶、莱菔子和法半夏等健脾、化湿、消滞的药，使湿浊得化、脾得健运，气机升降正常，肝气得疏、胆气得降，因此止痛比较快。因为胆随胃的降而降，如果胃失和降则胆也失和降，所以治疗除了疏肝利胆、清热化湿以外，还需要用泻药来通胃腑，帮助胆气下降。因此，除了用茵陈、黄芩、栀子、鸡骨草和全钱草等清热利胆的药以外，还要加大黄、虎杖、厚朴、枳实和芒硝，使胆随胃降更加起效快。胆石清片的组成：乌梅、白芍、甘草、大黄（后下）、茵陈、木香、枳实、山楂。胆石清片针对的不是一般湿热型的胆石，而是肝阴不足型的胆结石。肝阴不足主要表现在两胁隐隐作痛，加上伤阴的症状，如头目眩晕、目干口干、耳聋耳鸣、急躁易怒、少寐多梦、舌红或有裂纹、苔斑驳、脉弦细等肝阴不足的表现。我这里很少用清热利湿的药，因为肝和胆相表里，肝属木，酸甘可以缓急解痉，因此用乌梅为君，白芍、甘草为臣，共同引药走入肝胆，酸甘利胆排石，同时酸有软坚散结的作用，能消溶结石。大黄、茵陈清热祛湿，通腑利胆排石，其中大黄还能活血祛瘀、通腑利胆排石、退散湿热瘀结；山楂消食导滞、化瘀消食；木香、枳实行气通气，这五种药俱为佐使。诸药结合，共奏酸甘利胆、清热通腑、排石溶石的功效。不同于一般的排石利胆的药。

弟子问：我在《脾胃续论》中看到，您平时喜用三金汤治疗胆石症，我们查阅相关资料发现，三金汤（金钱草、海金沙、鸡内金、石韦、冬葵果、瞿麦）主要治疗泌尿系结石，不知道您用的三金汤是否为该方？在临床上应该如何使用？

 余绍源教授答：三金汤也是可以治疗胆石症的，因为金钱草、海金沙、鸡内金都能化石、排石，但是石韦、冬葵果、瞿麦走肾和膀胱，所以用于泌尿道的结石比较好。如果用于胆结石的话，我通常会加入茵陈利胆（如茵陈蒿汤、茵陈五苓散、茵陈附子汤等），还会加入滑石、牛膝、地龙、虎杖等利胆下行的药，和你所讲的三金汤不同。

弟子问：在《专科专病中医临床诊治丛书·消化病中医临床诊治》中，有您用三草清胆汤治疗肝胆湿热型慢性胆囊炎反复发作的资料，重点讲到了金钱草、车前草、白花蛇舌草，您能否给我们讲解一下使用的思路？

余绍源教授答：三草清胆汤的组成包括金钱草、车前草、白花蛇舌草、虎杖、茵陈、川楝子、元胡、布渣叶、竹茹和蒲公英。肝胆湿热型反复发作的慢性胆囊炎，临床表现为右上腹疼痛，拒按，口干口苦，恶心呕吐，便结尿黄，舌红苔黄腻，脉滑数或弦数。该方以金钱草、车前草、白花蛇舌草三草利尿祛湿解毒，佐以虎杖、茵陈清泄肝胆湿热，川楝子、元胡调气止痛，布渣叶、虎杖、竹茹、蒲公英清导肠胃湿热积滞。本病主症有口干口苦，恶心呕吐，所以用竹茹、蒲公英清胃热。

弟子问：在《专科专病中医临床诊治丛书·消化病中医临床诊治》中，您有一个清胆化石汤用于治疗胆石症的肝胆湿热证，能否给我们讲解一下这个方子？另外，它在什么样的情况下使用较为合适，对结石的性质、位置、大小等有无要求？

余绍源教授答：清胆化石汤的组成有鸡骨草、栀子、蒲公英、金钱草、茵陈、木香（后下）、大黄（后下）和牛膝，用于治疗肝胆湿热的胆石症，这是一个基本方。如果是清热利胆化石，还可以加乌梅、山楂；如果要溶石，可以加鸡内金、海金沙、威灵仙、浮海石、石决明、牡蛎（生）、芒硝、泽泻、山慈菇、乌梅、昆布、珍珠母这些药，它们都有溶石的作用；如果有发热恶寒（胆道感染），可以加金银花、连翘各15g加强清热解毒；如果有呕吐，则加法半夏、竹茹化湿降逆、止呕和胃；如果夹血瘀，可以加丹参、赤芍活血化瘀；如果湿重于

上篇　临床解惑集

091

热，可以加车前草、滑石利湿清热。（弟子：对结石的大小、性质有没有要求？）没有要求。

弟子问：胆囊息肉是临床上常见的一种情况，对于大于1cm的息肉西医多以手术切除为主；对于小于1cm的息肉西医无针对性药物，多以复查为主。但在《脾胃续论》一书中，我看到经您治疗后，息肉变小变少的病案。您能否给我们介绍一下这方面的诊治经验？

余绍源教授答：《脾胃续论》里提到的治疗胆囊息肉变小变少的病案，也是偶然的现象，只能算是个案。就像胃肠道息肉，一发现就内镜下摘除了，很多患者会问："我能不能通过吃中药，保证以后不再长息肉？"我说我不敢保证，因为这个是很难说的。有的患者切了息肉可能以后就不长了，你可能说是你的药有效，但你让他怎么吃你的药？是天天吃吗？吃几年？你又怎么证明你的药有效？例如有人说吃他的药可以延年益寿，怎么来证明？如果有基因检测的方法可以检测出人的自然寿命，例如一个人测出自然寿命是60岁，吃了你的药后可以活到70岁，那就是延年益寿了。而如果没有这种检测指标，则无法证明。胆囊息肉是特别难搞的，我只能说我治疗胆囊息肉变小变少那只是个案，无法证明当时用的药有效。

弟子问：有人说从中医理论来说，"阳化气，阴成形"，例如息肉、乳腺增生等，都是阴气太重了，是虚寒体质，让患者要吃热的东西，别吃凉的东西，对这种观点您有何看法？

余绍源教授答：理论要通过一系列的动物试验或临床病例

来证明，像常见病，起码要观察300例才有说服力，疑难病也要30例，把结果总结出来，显效多少、有效多少、无效多少。你要有临床效果给我看，光是提出理论、没有临床验证则没有说服力。

第十一节 臌胀诊治要略

弟子问：基于现代医学的认识，臌胀类似西医所指的多种原因导致的肝硬化腹水。臌胀的病机主要是气滞、血瘀、水停腹中，但气、血、水三者既各自致病，又常相互为因、错杂同病。请问您在如何准确辨别气、血、水的偏盛？

 余绍源教授答：这其实就是中医辨证论治的问题，注意一下书本知识如《中医内科学》里的内容就会知道这方面的答案，一看书就清楚的，我简单地讲讲吧。早期是气滞湿阻，以气滞为主，表现为腹大如鼓，胁下胀满或疼痛，这是肝的问题，饮食减少，食后更加腹胀，或嗳气，舌苔黄、腻，脉沉弦。还有些气滞兼湿热蕴结，也是腹大，但它（腹部）比较"紧满"，因为有湿热，腹壁裹得比较紧，有时患者会拒按。腹部肌肤灼热，特别是腹水合并感染的患者，都是湿热型的，还有口干口苦、小便黄等这些湿热的症状。到了疾病的中期就是血瘀偏盛，主要表现就是腹壁静脉曲张、黑便、呕吐鲜血等。到了疾病的后期是水盛，水肿越来越厉害，如果同时合并脾肾阳虚，则按之不硬，会比较软，同时还有其他阳虚的表现，如怕冷、下肢浮肿、便溏、食欲减退等。最后一个是肝肾阴虚，其特殊的症状是面色紫暗、口干舌燥、手足心热、尿短色黄、舌质红绛无苔等这类阴虚症状。

弟子问：按照《中医内科学》讲义，不同证型的臌胀，腹部体检的感觉不同，如水湿困脾型为按之如囊裹水，而水热蕴结型为腹大坚满，您认为这种腹诊的不同对中医证型的鉴别有临床意义吗？

余绍源教授答：其实在中医辨证论治中，腹诊是很重要的鉴别诊断手段，是切诊的一种，是很有临床意义的，我们不能低估了它的临床意义。例如"如囊裹水"，它就是虚性的腹水，水热蕴结、腹大坚满就是实证的。这是辨证虚实的问题，对中医临床鉴别是很有意义的，为中医辨证施治提供很重要的理论依据。

弟子问：臌胀的治疗当根据气、血、水的偏盛而分别侧重使用行气、活血、祛湿利水之法，请问您在遣方用药治疗方面有什么经验？在行气、活血、利水时多使用什么中药或者药对？

余绍源教授答：中医治疗臌胀，还是停留在纸上谈兵的阶段，没有很大实用价值的方药。如气滞湿阻型的臌胀，使用柴胡疏肝散加五苓散，又不能疏肝，又不能利水，这会有效果吗？所以虽然理论上是这样，但实际在临床上效果并不好。再例如湿热壅阻证，用中满分消丸，能有多少效果？二陈汤加栀子、黄连，能分消、除满吗？所以有时候我们中医中药还是停留在纸上谈兵的层面，没有什么进展。再例如脾肾阳虚用附子理中丸合五苓散或者附桂八味肾气丸，阴虚水停用六味地黄丸合一贯煎，这些都是理论上的用药，臌胀到后期又肝肾阴虚又水肿，利尿又不行，养阴又不行，六味地黄丸合一贯煎能解决问题吗？可能以前的临床医家看臌胀的患者也不多，只是根据理论来用药，造成我们现在中医疗效远远落后。我们用药第一要有效、第二要安全，这是用药的两大标准。例如臌胀利尿有多少种方法？我们有不少的利尿药，如：十枣汤、舟车丸等，我就算它有效，但它安全吗？不安全的药谁敢用？谁敢坚持用？所以我们是这样学，以后教学生也是这样教，自己都没有用过几次，怎么教学生？虽然治疗臌胀各证型，书上都有方药，但是能解决多少问题？中药显示不了它的效果，根本上是因为我们学得不好，运用得不好，所以你问我怎么用，我讲不出什么经验。以后我们中医怎么去发展？应该要针对我们的中药进行科学研究。

弟子问：臌胀是中医四大难症（风、痨、臌、膈）之一，西医除了肝移植外，也只能对症处理。请问您认为臌胀中医治疗的目标是什么？

余绍源教授答：中医四大难症"风、痨、臌、膈"，现代医学发展后，有些对西医来说已经不是难症了。风（中风），部分可以通过介入、手术获得良效；痨（肺结核），自从抗结核药出现后可以治愈了；臌，最难搞，但是也有肝移植、脾切除等手术方式去治疗；膈，常常是指食道癌，可以做手术。但是这"四大难症"的中医治法却已经慢慢退出历史舞台了。像现在中风很少会用小续命汤了，"小续命汤桂附芎，麻黄参芍杏防风，黄芩防已同甘草，风中诸经此方通"，现在已经很少有人用了。肺结核也很少用玉华丸了，噎膈也不用启膈散了。那么臌胀的中医治疗目标是什么？我只能讲八个字：留人治病，抱病延年。就是让患者能够带病生存、缓解症状、延长寿命。能达到这个目标就已经很不错了。

弟子问：臌胀是世界范围内的治疗难题，目前以对症治疗，改善生活质量为主。西医通过内科支持治疗与消化内镜及外科相结合的方法，在对症处理、改善患者生活质量方面优势明显。相对于西医来说，您认为中医治疗臌胀的优势在哪里？

余绍源教授答：可能只是在体质调理方面有些优势，让经治疗后腹水消退的患者没那么容易反弹。

弟子问：臌胀病理性质总属本虚标实，首辨虚实，临证多见虚实夹杂之证，您在《脾胃续论》中提到可"间而治之"，请问具体如何实施此法？如何具体平衡补虚与驱邪、攻与补的关系？

余绍源教授答：臌胀的患者或是湿热蕴结，或有瘀血内结，或兼脾肾阳虚、肝肾阴虚，常常是虚实夹杂，往往需要攻补兼施、间夹而行的治疗，即是要"停停打打，打打停停"，实证重时就需要攻一攻，攻了一段时间偏虚了又需要补一补，攻补间行，不能急功近利。

弟子问：《素问·阴阳应象大论》"中满者，泻之于内"，逐水法是治疗臌胀的重要方法之一。但峻下逐水方如十枣汤及中药如甘遂、芫花等逐水效果好，但其作用过于峻猛，易伤阴液和人体正气，请您谈谈在这方面的经验和体会？

余绍源教授答：这些峻猛的逐水药我很少用，也是不大敢用，使用不熟练的话，出现了并发症或副作用时可能会很难处理。这些药物会产生什么毒副作用，需要怎么去解毒，应该要有专门的中医药研究机构去研究清楚才行。所以我也经验不足，不敢谈峻下药的用药经验。

弟子问：中医认为"久病必瘀"，而血瘀也是臌胀的一个重要病机，活血化瘀是重要的治疗原则，但臌胀后期的患者往往存在凝血功能障碍、容易出血的倾向。请问在臌胀病程进展过程中您如何选用活血化瘀的药物？

余绍源教授答：关于这个问题，我可以提供一个中药方，大家可以去临床观察一下。这条方出自清代费伯雄的《医醇賸义》，方名叫"调营敛肝饮"，组成有当归、白芍、蛤壳粉（炒）、阿胶、枸杞、五味子、川芎、枣仁、茯苓、陈皮、木香、生姜和大枣。具有柔肝、养肝、敛肝的作用，兼养血活血。肝硬化后期的患者就可以用这种柔肝、养肝、敛肝的办法，预防出血的并发症。因为肝藏血，体阴用阳，凡是入肝的药，一定要用当归，治肝不用当归，非其治也。逍遥散、益肝煎、滋水清肝饮、龙胆泻肝汤等等，凡是治肝的中药方，基本都会用到当归，因为当归可养血。

弟子问：臌胀与肝、脾、肾三脏相关，总的病机为气滞、血瘀、水停腹中。但"肺为水之上源""肺主治节，通调水道"，有医家（如印会河）擅用桔梗、紫菀以从肺论治，通利三焦来治疗肝硬化腹水，请问您对此有何看法？

余绍源教授答：从肺论治的方法有创造性的见解，"饮入于胃，游溢精气，上输于脾，脾气散精，上归于肺，通调水道，下输膀胱"，开提肺气也是一种另辟蹊径的方法，也有理论依据，虽然一般医家治疗臌胀通常较少从肺论治，但如果有经验、用得好也是可行的。

弟子问：臌胀的患者"阳虚易治，阴虚难调"，到阴虚水停证的时候，存在着"利水而阴液更伤，养阴则水饮难去"的矛盾，您在《脾胃续论》中认为在这种状态下应以阴血为重，养阴比利水更重要。请您谈谈这方面的见解及在这种状态下遣方用药的经验。

余绍源教授答：肝肾阴虚是臌胀患者的最后结局走向，这时候应以养阴血为主，利水要慎重考虑，因为利水越多，阴虚越重，所以不能一味强调利水。可用滋水清肝饮、一贯煎、六味地黄丸那一类的方药。

弟子问：臌胀病势缠绵，在臌胀的早期、患者病情稳定的时候，如何运用中医干预，延缓病情进展？请谈谈您的经验。

余绍源教授答：大家可以尝试运用一下前面我介绍的调营敛肝饮，就是在臌胀病情稳定、不需要利水的时候，尝试运用养肝、柔肝、敛肝的方法，即使在臌胀的早期这个方也是可以用的。

弟子问：清代医家沈金鳌在《杂病源流犀烛·肿胀源流》说，"先令却盐味，厚衣裳，断妄想，禁愤怒"。强调了生活调摄。请问您在臌胀患者的养生与调摄方面还有什么其他建议？

余绍源教授答：戒酒、调饮食、畅情志，也就是这些，没有什么太特殊的方面。

脾
胃
余
论

——名中医余绍源教授临床解惑录

第十二节　黄疸诊治要略

　　弟子问：《金匮要略》说"黄家所得，从湿得之"，认为黄疸的病机关键是湿。黄疸以目黄、身黄、小便黄为主症，请问湿邪侵犯的病位在哪里？肝胆、脾胃？是否和肺（身黄、目黄："肺主皮毛"，"五轮"白睛属肺）也相关？

　　余绍源教授答：这个问题的重点是黄疸身黄、目黄、小便黄，所以与肝胆、脾胃的关系比较好解释。为什么会身黄、目黄、小便黄呢？是因为目黄主要是白睛黄，白睛是属于肺的，身黄是因为肺主皮毛。黄疸与肺有没有关系这个问题，从《黄帝内经》到张仲景的《金匮要略》都没有提到其与肺相关，只提到与肝胆脾胃有关系。究竟黄疸与肺是否有关，我也不敢下结论。可能有关系，因为我们中医理论是五脏相关的理论，一个脏器有毛病，其他脏器也有毛病。譬如咳嗽，"五脏皆令人咳，非独肺也"。这个也是有道理的，五脏相生相克，循环下来就有关系了。就像上次我们讨论的胃痛，胃和肝有什么关系呢？我们经常说肝胃不和，肝胃郁热，木克土，但从现代医学讲，胃病就是胃病，肝一点问题都没有，肝功能好，彩超、CT都没有发现肝有问题，和肝有什么关系呢？所以这个问题很难解释。是不是我们现在还没发现肺有毛病，就会导致脾胃肝胆也有毛病，结果就出现黄疸了，可能我们还没有发现其中的奥秘。就好像是HP（幽门螺杆菌），以前我们也没想到胃里有什么细菌会引起溃疡、胃炎等问题，后来才发现很多胃病都是它（幽门螺杆菌）引起的。所以这个问题只能存疑待查，我也不敢讲它们没有关系，可能以后发现肺有毛病，例如有一个病灶或者细菌、病毒感染之后，引起胃肠肝胆的毛病就

100

出现黄疸了，这种情况也有可能，现在还不敢断定有没有关系。你们提出这个问题，我觉得是很好的，因为到现在中医理论还解释不了，目黄这个白睛是属于肺的，为什么一点都没有提及肺。所以有很多我们不知道的事情存在，我希望大家去研究观察这个问题，以后真的发现有关系也是说不定的。

弟子问：黄疸有阳黄、阴黄、急黄之分，阳黄多为湿热阻滞，阴黄多为寒湿阻遏或脾虚湿滞，急黄多因疫毒炽盛，如何理解阳黄、阴黄、急黄三者之间在一定条件下可相互转化的关系？

　余绍源教授答：这个转化是肯定的，譬如阻塞性黄疸的患者，很快就出现急黄，炎症稍微消退、梗阻稍微好转，慢慢就变成阳黄，虽然是急黄，但急黄还是属于阳黄那一类。阳黄很多都解决不了，反复黄疸，最后变成阴黄也不奇怪，湿和热结合就是阳黄，湿和寒结合就是阴黄。这是病机转化。阴黄的患者合并感染又会变成阳黄。所以在一定条件下互相转化是不奇怪的。好像感冒，风寒感冒化热就变成风热了。

弟子问：《金匮要略》里有"谷疸""女劳疸""酒疸"等概念，与现代《中医内科学》中的分类方式不一样，所以我们不太理解这些类型的黄疸属于现代临床上见到的哪种情况，您能否给我们讲讲这几种黄疸要如何理解？

余绍源教授答：这个"疸"的意思是皮肤发黄或者发黑，所以《黄帝内经》中也有提到黑疸，但是《黄帝内经》没有详细讨论疸的分类，到了张仲景的《金匮要略》才提出谷疸、女劳疸、酒疸这三种。他的分类方法不是现代分类的肝细胞性黄疸、溶血性黄疸、阻塞性黄疸，而是按照病因分，好像风热感冒、风寒感冒。一种病因是酒，饮酒导致湿热。另外一种由于饮食不当，多有燥热、饮酒那一类的原因，也是湿热。但是其中还有女劳疸，它的意思是色欲过度引起的疸，这种疸是因为肾热，酒疸、谷疸都是脾胃和肝胆的热。女劳疸是因为色欲过度伤肾，使肾有热引起疸，但是在《金匮要略》里它的描述很模糊，从现代黄疸分类角度理解不了。我简单地举例原文，譬如第一是谷疸，"谷疸之为病，寒热不食，食即头眩，心胸不安，久久发黄"，怎么去理解这简单的几句话，（弟子：与饮食相关。）对，大家先研究一下黄疸的描述，想想这究竟等于现在分类的哪种黄疸。第二是女劳疸，"黄家日晡所发热而反恶寒"，本来下午黄疸会发烧，但他不发烧，反而怕冷，"膀胱急，少腹满，身尽黄，额上黑，足下热，因作黑疸"，所以女劳疸又称为黑疸，全身黄就是热象，然后就黑了，"其腹胀如水状，大便必黑，时溏，此女劳之病"。第三是酒疸，"心中懊憹而热，不能食，时时欲吐，名曰酒疸"。以上就是这几种疸的具体表现，你们想想这是现代分类的哪种疸？（弟子：酒疸就是酒精性肝硬化吧？谷疸有恶寒又有发热有点像急性病毒性肝炎。女劳疸有点像肝硬化，又有肚子大，又有面色黑，又有大便黑，像消化道出血。酒疸的症状像酒精性肝病。）我看大家讲得还是不错的，百分之八十是对的。所以我们看古书要思考相当于现在的什么疾病。如果有联系，印象和理解都比较深。首先，谷疸讲得很清楚，寒热不食，又恶寒又发烧又不想吃，食即头眩，心胸不安，久久发黄，类似甲肝的发病过程。因为甲肝的发病过程就是没有黄疸之前会有恶寒发热的感冒样症状，不想吃的消化道症状，症状对消化道的干扰很大，有的患者甚至呕吐，一点都不想吃，所以"久久发黄"。"久久"怎么理解，其实就是甲型肝炎，发烧了一周，烧退了才发黄，"久久"就是过了一段时间。所以它整个描写对象就是现在的甲肝。甲肝当然是归谷疸，因为它通过饮食传播，不是乙肝（通过血液传播），这就是甲肝的发病过程。女劳疸主要的区别是额头有发黑，现在有什么黄疸是由黄转黑，是胆汁淤积性黄疸，它不是急性的，是漫长的过程，肝内胆小管淤积阻塞，所以有些就会变黑，面色由黄转黑，相当于肝内发生的淤积性黄疸。（弟子：为什么要说是女色引起的肾虚呢？）当时张仲景可能重男轻女吧，好像不管什么都是女的引起的，嫁祸于女性，所以叫女劳疸，把它归到色欲过度。可能与酒也有关系，酒后乱色。这个情况有很多发生在乙肝发作急性期后，黄疸两三个月都不消退，而且慢慢由黄变黑，这个就是胆小管发炎，由肝细胞发炎变成胆小管发炎就会有这种现象。另外硬化性胆管炎，胆小管硬化不畅通也会有，但肯定不会是女劳引起的。张仲景当时没有办法解释这种黄疸，所以叫女劳疸。酒疸是饮酒引起的，酒精性肝炎、酒精性肝硬化这一类的疾病。

弟子问：黄疸的病机关键是湿，广东岭南地区的地理气候特点是湿热弥漫，那岭南地区的黄疸有没有什么地方的特点？辨证论治上有什么特殊的地方药材？

余绍源教授答：黄疸都是湿热的，北方的黄疸也不会是湿寒，反正只要是阳黄就是湿热，阴黄暂时不讨论。所以凡是清热利尿的药都可以治疗黄疸，例如金钱草，清热利尿、化石祛湿，虽然治疗黄疸的方中没有出现它，但它一样可用；车前草也可以。（弟子：广东药材好像有田基黄、鸡骨草、溪黄草这些。）对，这类有很多，有几十种，都可以清热利湿。（相关的药物很多，详见图2。）

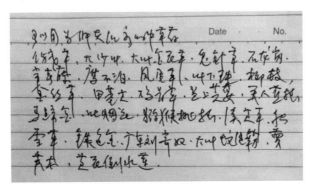

图2　可用于肝炎退黄的岭南地方草药

弟子问：中医治湿有八法，《中医内科学》认为黄疸形成的主要病机是湿邪困遏脾胃，壅塞肝胆，疏泄不利，胆汁泛溢，但治疗大法为什么不是健脾化湿、疏肝利胆，而是化湿邪、利小便？是因为"治湿不利小便，非其治也"吗？

 余绍源教授答：这种治疗理论在张仲景的《金匮要略》中有具体记载，他说"诸病黄家，但利其小便"，就是一句话来概括，没有提到其他方法了，就是说湿热从小便去就行了。你看黄疸那篇，茵陈五苓散和茵陈蒿汤都注重利湿，有时甚至通大便，所以不是重在健脾化湿、利肝胆，这些都不重要，小便利了、湿邪去了就行了。健脾化湿是具体的战术，比如说阴黄了就健脾化湿，但是战略上利湿，就是利小便或者通大便。（弟子：因为黄疸不管是阴黄阳黄，还是湿热寒湿，都跟湿相关，总的治则就是要祛湿，下一步才辨证，脾虚就去健脾，祛湿是大原则。）对，所以大原则就是"诸病黄家，但利其小便"。抓住大原则就是战略问题，健脾不健脾是战术的问题，（弟子：有气虚才需要健脾，湿热还是要清热祛湿。）对。

弟子问：《金匮要略》言"诸病黄家，但利其小便"，黄疸的治疗大法是化湿邪、利小便。有些急黄患者（梗阻性黄疸）年纪大，身体瘦弱，阴虚明显，利小便极易伤阴，如何权衡？

余绍源教授答：这个问题需要具体情况具体分析，比如伤阴到了什么程度，或者用利尿不伤阴的药，利尿当中加一些养阴药，总的原则是这样的，到什么程度用什么药，具体需要辨证。

弟子问：《金匮要略》言"诸病黄家，但利其小便"，吴又可认

为"退黄以大黄为专功"，茵陈与大黄配伍退黄效果更好。请问您的看法？是不是利小便加通大便效果更好？

 余绍源教授答：他不是利小便加上通大便这个单纯的意思，茵陈加大黄也是在于清化湿热，两者合用效果更好。所以吴又可用大黄和茵陈一起配合，不是通大便。谷疸用茵陈蒿汤就是这样，就是茵陈加大黄和栀子，张仲景提示大黄和茵陈配伍清热利湿利尿，甚至通便，联合的力度更强。

弟子问：阳黄病机多为湿热阻滞、胆腑郁热，常用方有茵陈蒿汤、茵陈五苓散、大柴胡汤，请问您的治疗经验？有没有什么常用中药或药对？

余绍源教授答：这个很难讲常用中药，你有提及方药，加强它的作用就行了，在方的基础上进行加减，没有太多的特殊之处。可以加入一些南方常用的利尿清热化湿的药，这些中草药都可以用来治疗黄疸。（弟子：那这些中草药有没有毒性？）这个毒性大小你不用管，你想使用当然要掌握它的性味，如果有毒，当然没有必要去用它，不是专门以毒攻毒，有很多药可以使用，不一定要用它。可以用才用。

弟子问：阴黄往往病程较长，迁延不愈，请谈谈您治疗阴黄的经验。有哪些常用的中药或药对？

余绍源教授答：阴黄肯定病程比较长，通常是因为阳黄慢慢转为阴黄，也就说体质慢慢变差，或者是阳黄用药不当，下药偏于苦寒，导致阴黄。所以我觉得阴黄的辨证也是阴、阳、气、血四个方面，

105

比如阴虚、阳虚、气虚、血虚，只要辨别它合并哪种虚就行了。譬如气虚可以用补气的药，张仲景提到可以用小建中汤治疗气虚阴黄，阳虚用茵陈术附汤，血虚可以用四物汤加减，阴虚就加一些养阴的药，例如六味地黄丸这些。养阴加利尿退黄的药，不伤阴的药。主要抓阴、阳、气、血四个方面。

弟子问：西医对黄疸的治疗分肝细胞性黄疸、溶血性黄疸、梗阻性黄疸，在明确病因后，针对病因治疗结合消化内镜治疗，对大部分黄疸病的治疗效果明显，请问中医治疗黄疸的优势在哪里？

 余绍源教授答："中医治疗黄疸的优势在哪里"这个问题也是令人很难回答。阻塞性黄疸、胆结石或者是胆总管堵塞，这个肯定要通过内镜取石。（弟子：中医讲辨证论治，从现代医学角度理解的话，中药促进胆汁排泄有没有优势？）当然它有一定优势，你也不能说西药没有清热解毒的作用，用抗生素消炎也是清热解毒，不一定要用中药，所以也不能说清热解毒就是中药的优势。很多肝胆感染不用对应的抗生素是下不来（治不好）的。中药的优势是没有创伤，做手术有创伤，用中药没有。用中药化湿利尿能解决当然好，但是如果解决不了就没有优势，所以对某个疾病不能讲谁有优势谁没有优势，这样不太好。譬如高烧的患者，肝胆感染后的黄疸，中药的优势是清热解毒退黄，但有时也不一定能解决得了，一定要合并用抗感染的药，中西医结合，这个要看具体情况，什么病，不能说治疗黄疸方面的中医优势在哪里。我的意见不是说中药没有很大的作用，而是不要动不动就讲优势，这个不太好。应该考虑如何利用中医的特长解决问题，不是认为别人就没有优势了。

弟子问：湿热型的黄疸，譬如阳黄就比较好治，阴黄就比较难治，更难治的是瘀疸，瘀疸在常规治疗时结合活血化瘀会不会增加退黄能力？在这方面有没有好的活血化瘀药可用？

余绍源教授答：在刚才大家讨论的时候我也有想过，其实女劳疸也有瘀的成分，我曾经想过是否可以在阳黄、阴黄、急黄的分类上加一个瘀黄，好像刚才提到的大便黑的女劳疸就是血分有（瘀）热，我觉得是不是可以用一些活血祛瘀的药，譬如桃仁、红花，瘀黄很难退。（弟子：三七肯定是要用的，三七可以活血止血逐瘀。这个特别好，是个创新点。）对，所以我觉得要加个瘀黄，对我们临床治疗有些好处。（弟子：尤其是到了肝硬化后期的黄疸。）对。

第十三节　胁痛诊治要略

弟子问：《中医内科学》认为，胁痛是一个症状，相当于西医的肝炎、胆囊炎、胆结石、胆道蛔虫和肋间神经痛等，这些疾病如果以胁痛为主要表现的都可以参照胁痛来治疗。但是有一些疾病，如带状疱疹，它在皮疹没有显露出来时，也是以胁痛为主要表现的，是否可以参照胁痛治疗？

余绍源教授答：对于一些带状疱疹的患者，在病情比较轻、没有见到疱疹的时候，可能会用胁痛的方法治疗。但是，当你用了治疗胁痛的方药后，如果没有效果，过了几天疱疹就会出现了，再这样治疗就不行了。带状疱疹中医的理解是疫毒感染，损害肋间神经引起的痛症，这种疾病在早期肝气作痛的时候可以用柴胡疏肝散，这个是可以的，没有发出来的时候是可以的。但是当它发作，那是很明显的，是疫毒引起的肝经湿热，用龙胆泻肝汤；如果再严重，要加五味消毒饮；如果更严重，一身血斑，要祛瘀活血，可以用血府逐瘀汤，凉血、解毒。所以你说按胁痛来处理带状疱疹，早期是可以的，疱疹一出现就不是胁痛的辨证论治范围了，就按肝胆湿热、气滞血瘀来治疗了。

弟子问：胁痛的基本病机是肝络失和，病变脏腑在肝胆，辨证分型有气滞血瘀、湿热阻滞和肝络失养，《金匮要略》说"见肝之病，知肝传脾，当先实脾"，想请教一下您对胁痛的患者我们应该如何从实脾的角度来诊治？

余绍源教授答：这个问题要看如何理解实脾。实脾是补脾吗？还是保护脾呢？我的理解，实脾不一定是补脾，也不一定要保护脾，而是要看肝病造成脾哪方面的损害，就从哪方面去调理的意思，它的主要的意思就是疏肝理脾。肝有病，我们就要时时注意疏肝理脾，因为肝是疏导消化系统的器官，肝有调节消化系统的作用。所以如果有肝病，肝气亢进，就会变成肝木克脾。"见肝之病，知肝传脾"，我觉得"传"是克、伐的意思，凡是肝有病，就知道肝会克脾，要先做预防，而不是见到肝有病了，我们去补脾胃的意思。实脾，我的理解是调理的意思，比如痛泻药方就是这样的，肝木克脾，用疏肝理脾的方法来治疗肝木克脾导致的腹痛、腹泻，这样既抑制了肝木，又培补了脾土。

弟子问：对肝络失养的胁痛患者是否适合用调营敛肝饮来养肝、柔肝、敛肝？

　余绍源教授答：如果是虚证的应该是可以的，因为调营敛肝饮它有这样的作用，有养肝、柔肝、敛肝的作用，因为上次我也讲过这个方，它是比较柔和的方子。

弟子问："不通则痛，通则不痛"，所以对于胁痛我们一般都会用一些行气疏肝之类的药物，但这些药物有很多类型，您平时擅长使用或喜欢使用哪些药物来行气止痛？能否指导我们一下，看看在临床上怎么选择。

　余绍源教授答：这个问题比较难谈，因为行气止痛药包括很多类型，疏肝行气药的使用经验这个很难讲得清楚，但是有个原则，疏肝行气药都比较香燥，比较辛温，要注意伤阴的问题，用得太过会引起肝火、肝热，有些肝阴不足的患者，你就不能用疏肝行气药；如果是肝气郁结你可以用，但如果是肝郁化火也不要用疏肝行气药，要掌握这样一个原则。我自己比较喜欢用的有四逆散、柴胡疏肝散、逍遥散、金铃子散等，但一般实证用得多，虚证的患者少用疏肝行气的药。

弟子问：您觉得柴胡是凉性的还是热性的？有些书认为是凉性的，有些书认为是热性的。

余绍源教授答：柴胡是凉的。（弟子：但有些医家认为柴胡辛甘发散为阳。）这个对药物的认识很难说，温病派很反对用柴胡，他们用青蒿不用柴胡，因为柴胡劫肝阴。

下篇

医论医话

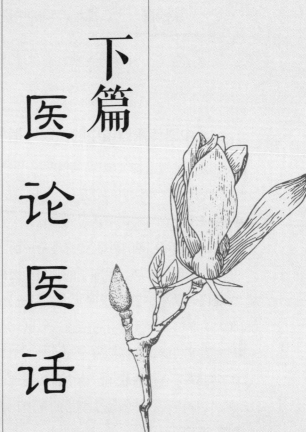

第一节　脾胃新论

——谈谈胃、十二指肠疾病的中医辨证施治

（源自余绍源教授撰写的文章）

一、中医传统理论中的"脾"指的是什么器官

中医传统理论将"脾胃"并提。"胃"有实体，其解剖、生理和病理上与现代医学所认识的胃是一致的。但"脾"的实体是什么？解剖、生理和病理上它与现代所认识的脾是否一致？尽管争议纷纭，但通过临床实践，我们可以确认中医传统理论中的"脾"指的就是十二指肠。

（一）现代解剖、生理学的脾与中医传统理论中的脾是不同的实体

现代医学中的脾属于网状内皮系统，是人重要的贮藏血液的场所和最大的淋巴器官，具有过滤血液、破坏衰老红细胞、调节血量和产生淋巴细胞等功能，在胚胎发育期也是一个重要的造血器官。它与消化、吸收功能缺乏直接的联系。而中医传统理论中的脾，主要功能有运化、统血、主肌肉，具体来说主要指的是消化吸收功能，因此，中医所说的"脾"就不同于现代医学所指的脾。

那么，中医理论中的"脾"究竟是哪个器官？从脏象学说看来，它指的是十二指肠的功能，部分是胰，因胰分泌胰液流入十二指肠参加消化，故以十二指肠统括之。

在当时的科学水平条件下，其他四脏的功能已经明确了，而唯独脾脏的功能难以理解（如破坏红细胞、调节血量和产生淋巴细胞等），同时对小肠的功能还是估计不足，虽然《素问·灵兰秘典论》中承认："小肠者，受盛之官，化物出焉。"但人们局限地认为小肠终究是六

腑，不可能有更多更大的作用，也可能"轻视"了十二指肠这一小段范围的作用，把它与下面空肠、回肠的功能混淆了，于是自然而然地将其功能张冠李戴地套到"脾"的头上，成了千古悬案。

（二）十二指肠的功能基本反映了中医"脾"脏的功能

十二指肠承受胃的食物，在十二指肠内，食物混合了胰和胆汁进行细致的消化、分清泌浊，然后经微绒毛吸收和运化，这就是《素问·经脉别论》所说的："饮入于胃，游溢精气，上输于脾，脾气散精，上归于肺，通调水道，下输膀胱，水精四布，五经并行。"的整个消化、吸收和新陈代谢过程。

二、胃与十二指肠疾患应分别从"胃"和"脾"的不同概念来处理

传统的中医理论，一概脾胃并论，这是历史因素造成的，无可非议，而我们在临床上体会到胃病应从"胃"的概念，而十二指肠病应从"脾"的概念分别处理。

其实《黄帝内经》早就指出了它们的不同处。如《素问·太阴阳明论》云："太阴阳明为表里，脾胃脉也，生病而异者何也？……阴阳异位，更虚更实，更逆更从，或从内，或从外，……阳者……主外，阴者……主内，故阳道实，阴道虚。"明确指出脾胃辨证有阴阳虚实的不同，提纲挈领地指出在治疗上的区别。后至汉代张仲景于《伤寒论》六经辨证中又进一步提出："阳明之为病，胃家实也。""太阴之为病，腹满而吐，食不下，自利益甚，时腹自痛，若下之，必胸下结鞕。"而作为胃和脾疾病的治疗原则，"胃家实"下之则愈，宜泄热通下，行气除满，"太阴脾病"宜温中散寒，补气健脾。

上面我们论述了中医传统理论的脾脏功能相当于现代解剖学的十二指肠功能，故下文中有关"脾"的问题，以"十二指肠"代之。

（一）胃，十二指肠功能的不同

胃：六腑之一，阳土也。实而不能满，泻而不藏，主受纳，以通为

顺，以降为安，恶燥喜湿。

十二指肠：五脏之一，阴土也。满而不能实，藏而不泻，主运化，以化为事，以升为用，喜燥恶湿。

（二）胃、十二指肠病在症状上的不同——以溃疡病为例

胃：痛在左上脘部（左属阳），食后痛，得食更甚。痛多较剧，病程短，易恶化，出血时来势急暴，常有吐血、呕血。用西药治疗时，除一般溃疡病用药外，还常用甲氧氯普胺，以加速胃排空，使胃内容物不致滞留过久，有利于溃疡愈合，即胃气以下行为顺，以降为安之意。

十二指肠：痛在右上脘部（右属阴），饥饿时明显，得食后可缓解，痛多绵绵隐痛，病程长，多反复、少恶化，出血时来势较缓，常表现为便血。用西药治疗时，除一般溃疡病用药外，还常用阿托品类药物，以延缓胃的排空，有利溃疡的愈合，即脾病不能下之意。

就一般常见症状分析，胃病多具"实"的症状，如痞满、燥、实、结等实证，临床常见恶心、呕吐、嘈杂、吞酸、脘痛拒按等偏实的症状；十二指肠病多具"虚"的症状，如胸脘痞闷，不思饮食，或嗳气，或食后不化，腹胀，饿痛明显，痛常喜按，便溏等偏虚的症状。因而两者有明显的区别，在临床上要充分认识这些差异，为治疗和用药宜忌作依据。

三、胃、十二指肠病的发病机制和治疗区别

还是以溃疡病为例，据中山大学附属第二医院总结40例溃疡病，其中十二指肠溃疡37例，占92.5%；胃小弯溃疡3例，占7.5%。按中医分型脾虚17例，脾虚肝郁23例，都不离脾虚的发病基础，说明十二指肠病多有脾虚的因素。因而现代人一致认为溃疡病的病理是：以脾胃虚弱为发病基础，气滞血瘀是共同病机，而胃络损伤则是它们的基本病变，这是因为十二指肠溃疡发病率高，在脾胃病中占比大，且病程长，经常反复发作，导致"久病必虚"之故。而其他胃病则相反，广东省中医院总结慢性胃炎34例，其中肝胃不和占50%，脾胃虚弱占44%，胃阴虚只占

5.9%，说明胃的病变以"实"多见。

广东省中医院根据中医"通则不痛"的理论，以调整气机为主，自制"珍子王"药片治疗溃疡病和胃炎，疗效尚称满意。方中砂仁、木香、菖蒲、樟木子芳香健胃，行气止痛。白及、珍珠层粉、瓦楞子制酸，收敛生肌，促进溃疡愈合。田七活血止血，祛瘀止痛。通过313例临床观察，其中溃疡病215例，治愈106例，治愈率为49.3%；有效92例，占42.8%；总有效率92.1%。而慢性胃炎病98例，治愈54例，治愈率为5.51%；有效40例，占40.8%；总有效率为94.9%，比前者高。说明行气治胃炎要比治溃疡效果好（溃疡中十二指肠溃疡占绝大多数），从缓解上腹痛和压痛的疗效上看，80例上腹压痛病例，经治疗后未能缓解者有13例，其中球部溃疡11例，复合溃疡2例，而单纯胃溃疡则无，说明十二指肠溃疡患者需加入补气健脾之药才能提高疗效。（根据这个启示，以后在新制的"珍子王"中重用黄芪，用之治疗十二指肠溃疡或十二指肠部球炎症，疗效就大大提高了。）同时发现"珍子王"对慢性胃炎有较好的疗效，43%患者1周内疼痛消失，58%患者于1～2周内疼痛消失，说明行气活血止痛适用于治疗胃的病变（萎缩性胃炎除外），即"六腑以通为顺，通则不痛"之义。

至此，可以得出下面的结论：胃病，实证多、热证多，用药宜凉、宜降、宜疏导、宜和解。以扶土抑木，清泄郁热，逐饮降逆、凉血止血、养阴益胃等治则为宜；十二指肠疾病，即中医理论中"脾"病，虚证、寒证多，用药宜温、宜补、宜升，以健脾温中、升阳益气、醒脾化湿治则为宜。而祛瘀活血法则掺乎两者之间。

四、胃、十二指肠疾病的中医辨证分型

此处讨论的胃、十二指肠疾病包括：胃、十二指肠溃疡病、慢性胃炎（包括浅表性、糜烂性、萎缩性、肥厚性各型）、慢性十二指肠炎等疾病，仅就其辨证分型统述如下。

（一）虚证

1. 脾阳虚

脾阳虚的主要症状有肤色黄黯，或如烟熏，或颜面浮肿，四肢清冷，腹痛喜温，其痛绵绵，口和唇淡，腹胀，食欲不振，或食后胀闷，或水停心下、呕吐清水，便溏，甚则洞泄。舌淡或胖嫩、苔白薄滑，脉沉迟。这类型的患者多见于病程较长的溃疡病，特别是十二指肠溃疡病非活动期及中、慢性轻度浅表性胃炎的患者。胃镜下其病变多逐渐好转、消退，而出现黏膜上皮新生，病理变化处于慢性退行期。

2. 中气虚

中气虚的患者面色萎黄，肌肉不充，形体瘦长，倦怠嗜睡，短气懒言，神疲乏力，脘中痞满，食后更甚，便溏或泄泻，部分患者可伴内脏下垂、脱肛、便血。脉濡缓、舌淡，苔白薄。这类型的患者，多见于溃疡病或慢性胃炎病程较长者，除急性出血期外，镜下常呈慢性退行期和愈合过程期病变，即溃疡披薄白苔、周围黏膜充血水肿不明显，或仅残存疤痕改变。

3. 胃阴虚

胃阴虚的症状有胃脘隐痛，有烧灼样感觉，口燥咽干，但不欲多饮，似饥欲食，但食少不化，甚则噎膈、反胃，大便干结。舌红光而少津，脉细数无力。这类型的患者多见于胃、十二指肠溃疡的活动期，且常会并有慢性胃炎，特别是萎缩性胃炎。镜下病变部位多充血、水肿甚至有糜烂性改变。

（二）实证

1. 胃热蕴蓄

胃热蕴蓄的症状有湿热困阻，脘痛持续，有灼痛感，常伴嘈杂，甚至食入即吐，或有口臭，口渴思冷饮。舌红，苔黄腻或污蚀，脉滑数。这类型的患者多见于溃疡病急性活动期。胃镜下溃疡面深陷，苔厚，甚至污蚀，溃疡周围明显充血水肿，并常伴渗血现象。如患者有胃炎，则除充血、水肿、黏膜花斑样改变外，尚可有糜烂性改变。

2. 肝气横逆

肝气横逆的症状有胸脘满闷时痛，痛连两胁，每遇情绪变化而作，嗳气，偶有吐酸，心烦易怒，腹满，大便不调或腹痛欲泻。脉弦，舌苔白薄或微黄。这类型患者多有胃肠道功能紊乱现象。胃、十二指肠的器质性改变较少，多见于溃疡早期（功能紊乱期）或瘢痕期。

（三）兼证

1. 兼湿

兼湿则见胸闷脘痞，腹胀饱满，口淡乏味，不思饮食，饮而不多，肢怠重倦，大便溏。苔白腻而厚，脉濡滑。这类型的患者常是脾胃虚弱兼湿热。胃镜下见黏膜红斑状充血，病理分泌物增多，常见于慢性浅表性胃炎。如有胆汁返流，则胃黏膜有潮红改变，常见于胆汁返流性胃炎患者。

2. 兼痰饮

兼痰饮的患者一般有较长胃脘痛史，胃中水声作响，胀闷满痛，恶水不欲饮，甚则反胃，朝食暮吐、暮食朝吐，呕吐大量食物残渣。舌苔白滑、脉弦滑。这类型患者相当于溃疡病合并幽门梗阻患者。

通过回顾中医传统理论及结合现代医学观点，笔者认为十二指肠的功能就是中医传统理论中"脾"的功能，并认为在辨证治疗上胃病和十二指肠病应从中医理论的"胃"和"脾"的角度分别处理。文中还结合胃镜下病变讨论了胃、十二指肠病的中医分型，提出个人浅见，由于临床经验有限，错谬不少，请同道指正。

下篇 医论医话

第二节　验方与临床体会

一、丁沉镇逆汤

今天讲的方是治疗呃逆的方。呃逆是因为胃气上冲动膈，这是与其他疾病不同的地方，越想越佩服古人，古人是怎么知道"动膈"的呢？他没有解剖，就是看到打嗝，他不仅想到胃气上冲的问题，还可以联系到动膈，古人的聪明才智令到我们很惊讶；现代的病理生理说明呃逆就是膈肌痉挛，古人很早就知道动膈了，所以中医的宝库值得我们去挖掘，去重视。

呃逆这个病你说它轻也可以，重也可以，所以我经常说它是"各走两端"，它可以很重，可以很轻，甚至可以是濒危的症状。所以久病、重病、危病，最怕打嗝，为什么呢？因为一打嗝，胃气、肾气不能摄纳，说明胃气、肾气都衰败了，所以看到这种情况，你不要轻视它。同时很多的患者的病情是轻的，比如神经官能症。古人治疗这类很轻的患者有什么办法？可以刺激鼻子取嚏，打喷嚏，呃逆就好了；可以屏气，不呼吸，也就是用膈肌的运动刺激膈肌，使它的痉挛慢慢得以平息。还有一个更加神奇的治法是什么呢？恐吓，突然地吓他一下，他一惊，病就好了。用这些简单的方法都能治好的病，你说是不是很轻的病？

造成呃逆的原因从中医来说是很多的，但临床上最常见的是中虚脏寒，所以一定要用温中散寒的方法，我根据这个特点制定了一个处方：丁沉镇逆汤。

【组成】丁香5g（后下），豆蔻（后下）5g，党参15g，白术15g，
干姜10g，吴茱萸3g，沉香（后下）10g，法半夏10g，柿
蒂15g，炙甘草10g。

【功效】温中散寒，降气镇逆。

【主治】脾胃阳虚，呃声低弱无力，气不得续，面色苍白，手足不温，食少困倦，舌淡，苔白，脉滑细弱。

【方解】呃逆总由胃气上逆动膈而成，临床多见中焦虚寒，寒气蕴蓄，引起胃失和降所致。故治以温中散寒、降气止呃。本方以理中丸温中祛寒、补气健脾为君；吴茱萸、法半夏散寒降逆为臣；丁香、柿蒂降逆止呃为佐；沉香辛苦温，降气温中、暖肾纳气，凡一切不调之气皆能调之为使。本方用于脾胃阳虚之呃逆，屡见奇效。

【常用加减】若久病及肾，肾阳亦虚，形寒肢冷，腰膝酸软，舌胖嫩，脉沉迟等，加附子、肉桂以助阳温肾。

验案举例

1. 脾胃阳虚案

董某，男，56岁。因肺部感染发烧入住某医院，退烧后2日，突然于子夜时呃逆连连，气不及续，遍用西药，甚至用冬眠法亦未能抑止。患者苦不堪言，欲跳楼解脱，得家人劝止，无奈求诊我处，是时已发作3日矣。观其呃声低弱无力，气不及续，坐卧不宁，烦躁欲死，面色苍白，舌淡白嫩胖，苔白薄润，脉沉细。即予丁沉镇逆汤，嘱煎后乘热啜服。一剂缓解，两剂痊愈。

余绍源教授：你看中药厉不厉害，对于这种情况西药是没有办法的，只能打安定，中药只要你看得准，就马上见效，患者可以免于一死了。膈肌痉挛是很难受的，是无法控制的，所以我们中医的诊断就是"呃呃连声，不能自止"，他这是由于肺部感染使用大量抗生素损伤了正气所致。

2. 肾阳虚衰案

陆某，男，67岁。前列腺癌术后，正待化疗，在家中调养，一天进食时突感吞咽不利，随后呃逆发作，立即送医院急诊治疗，发作2日不能抑制。来诊时困倦颓丧，精神萎靡，呃声低微，气不及续，畏冷瑟缩，虽天热，亦厚盖毛毡，舌淡嫩多水，苔白润，脉沉细迟。盖年老体衰，病久入肾，肾阳亏虚。立以丁沉镇逆汤加附子、肉桂助阳温肾。一剂去毡被，呃减；两剂痊愈。

余绍源教授：呃逆的患者好转很快，变化也快，你不及时用药，后果也会很严重的。"出入废则神机化灭，升降息则气力孤危"，因为呃逆会诱发升降和出入的问题，比如消化道肿瘤、食道癌就进不得，就出入废，而呃逆会导致升降异常，会导致气力孤危，所以呃逆严重时属于濒死状态，要重视。对于久病、身体虚弱的患者，这个方（丁沉镇逆汤）的效果是不错的。

弟子问：沉香属于使药，现在沉香很贵，如果作为佐使药，能否不用或少用？

余绍源教授答：因为这种患者病情比较重，这个时候要讲疗效，所以不能少用或者不用。

弟子问：柿蒂有很好的降逆作用，但在教材中，除了呃逆会用到柿蒂外，其他像嗳气、呕吐、反胃等胃气上逆的情况却比较少用到柿蒂，您如何理解？

余绍源教授答：的确在方剂学中也没有什么降逆的方会用到柿蒂，只是在呃逆的情况下使用。我考虑它可能不是"降"一般的呕吐或者嗳气，而是针对呃逆这种症状有特殊的作用，（弟子：它可能不是对平滑肌产生作用，而是对横纹肌产生作用，因为膈肌是横纹肌。）对，所以它可能有缓解膈肌痉挛的作用，这个是病位不一样的。

弟子问：对于频繁呃逆的患者，口服药物有一定的困难，因为患者不停地呃逆，吃的药也会反呕出来，这个应该如何解决？

余绍源教授答：像第一个患者就是呃逆比较频繁的，所以我让他采取啜服的方法，也就是慢慢喝，一口一口喝，应该是可以喝下去的。

弟子问：从现代解剖来说，膈肌是横纹肌，而我们运动的肌群也是横纹肌，平时遇到抽筋（横纹肌抽搐）的情况我们中医认为是风，那膈肌痉挛是否与风有关？治疗这种风证一般会用一些虫类药，如干地龙，那呃逆能否使用虫类药或者祛风药？

余绍源教授答：这个我没有什么经验。

弟子问：您的方子中吴茱萸的量不是太大，如果患者真的很重，加大吴茱萸的量是否有意义？

余绍源教授答：这里主要用到它（吴茱萸）散寒降逆的作

用，因为它散寒降逆对比方中其他的药来说，并没有太大的优势。吴茱萸汤主治头痛、干呕、吐涎沫，而这类呃逆的问题，不是干呕，这两者不同，所以不用刻意加大吴茱萸的用量，如果大量使用反而喧宾夺主。

弟子问：对于呃逆的患者是否可以用重镇降逆的方法，比如旋复代赭汤之类的方？

余绍源教授答：旋复代赭汤属于治疗呕吐、嗳气的方，不属于治呃逆的范围，它（呃逆）是胃气动膈，应该病位是不一样的，所以不能使用。

二、久泻抚肠汤

泄泻是指由感受外邪，或被饮食所伤，或情志失调，或脾胃虚弱，或脾肾阳虚等原因引起的以排便次数增多、粪便稀溏，甚至泄水样便为主症的病证。新病多实，久病多虚，所以我拟久泻抚肠汤主治脾、肾虚之久泻。

【组成】党参15g，白术15g，干姜10 g，补骨脂15g，肉豆蔻（煨）10g，苍术10g，草果（后下）5g，六神曲10g，山楂炭10g，乌梅10g，石榴皮15g，炙甘草10g。

【功效】脾肾兼顾，温肾暖脾，涩肠止泻。

【主治】久泻，大便时溏时泻，甚则水谷不化，进食油腻之物更甚。脘腹胀满，面色萎黄，食欲减少，肢倦乏力。

【方解】本方为理中丸合二神丸加减而成。理中丸出自《伤寒论》，主要药物为人参、干姜、炙甘草和白术，有温中祛寒、补气健脾之功。清代程郊倩曰"阳之动始于温，温气得而谷精运，谷气升而中气赡，故名理中"。二神丸出自《普济本事方》卷二，主要药物为补骨脂（炒香）、肉豆蔻，有温脾暖胃，涩肠止泻之功。柯琴曰"泻利为腹疾，而腹为三阴之都会，一藏不调，便能泻利……故二神丸君补骨脂之辛燥，补肾以行水，佐肉果之辛温，补脾以制水"。

在药物方面，君药为党参（替代人参）、白术、干姜、补骨脂、肉豆蔻，五药共奏温肾暖脾、涩肠止泻之功效。其中党参味甘，性微温，有补中益气，健脾益肺之功，常用于治疗脾气虚弱之食少便溏、中气不足等症，《本草从新》曰："补中益气，和脾胃除烦渴。"《本草正义》曰："力能补脾养胃，润肺生津，健运中气。"白术味甘、苦，性温，有补气健脾、燥湿利水之功，是调和脾土的常用药，《医学启源》记载："益燥除湿，益气和中，温中，去脾胃中湿，除胃热，强脾胃，进饮食，止渴，安胎。"干姜味辛，性热，有温中散寒、回阳通脉、燥湿消痰之功，《医学入门》曰："温脾胃，治里寒水泄，下痢肠澼，久疟，霍乱，心腹冷痛胀满，止鼻衄，唾血，血痢，崩漏。"补骨脂味苦、微辛，性温，气芳香特异，有补肾助阳、治肾虚冷泻之功，《玉楸药解》曰："温暖水土，消化饮食，升达脾胃，收敛滑泄、遗精、带下、溺多、便滑诸证。"肉豆蔻（煨）辛、苦、温，有温中下气、消食固肠之功，用于虚泻、冷痢、脘腹胀痛、食少呕吐、宿食不消，《本草经疏》曰："肉豆蔻辛味能散能消，温气能和中通畅，其气芬芳，香气先入脾，脾主消化，温和而辛香，故开胃，胃喜暖故也。"《本草汇言》曰："肉豆蔻，为和平中正之品。运宿食而不伤，非若枳实、莱菔子之有损真气也；下滞气而不峻，非若香附、大腹皮之有泄真气也；止泄泻而不涩，非若诃子、罂粟壳之有兜塞掩伏而内闭邪气也。"《本草正义》曰："肉豆蔻，温脾即以温肾，是为中下两焦之药，与草果之专主中焦者微别……濒湖谓暖脾胃、固大肠。要言不烦，最为精切。"

臣药为苍术、草果，此二药为臣，行除湿、温燥中宫之效。苍术味苦，性温，燥烈、化湿、除湿之功特胜，有燥湿健脾、祛风湿之功，李杲曰："《本草》但言术，不分苍、白，而苍术别有雄壮上行之气，能除湿，下安太阴，使邪气不传入脾也。"《玉楸药解》曰："白术守而不走，苍术走而不守，故白术善补，苍术善行。其消食纳谷，止呕住泄亦同白术，而泄水开郁，苍术独长。"《本草通玄》曰："苍术，宽中发汗，其功胜于白术；补中除湿，其力不及白术。大抵卑监之土，宜与白术以培之，敦阜之土，宜与苍术以平之。"草果味辛，性温，无毒。有燥湿除寒、祛痰截疟、消食化食之功，用于痰饮痞满，脘腹冷痛，反胃，呕吐，泻痢，食积。《本草正义》曰："草果，辛温燥烈，善除寒湿而温燥中宫，故为脾胃寒湿主药。"

佐药为六神曲及山楂炭，此二药为佐，消食调中，使运化正常，泄泻得止。六神曲味甘、性温，有健脾和胃、消食调中之功，《本草正义》："神曲，善助中焦土脏，健脾暖胃，消食下气，化滞调中，运化水谷。"《药品化义》："神曲，味甘，炒香，香能醒脾，甘能洽胃，以此平胃气，理中焦，用治脾虚难运，吐逆，寒湿泄泻。"山楂炭味酸、甘，微温，有消积食，收敛止泻之功，《本草经疏》："脾胃虚，兼有积滞者，当与补药同施，亦不宜过用。"本方用山楂炭遵循此意。

使药为乌梅及石榴皮，此二药为使，意为久泻涩之。乌梅味酸、涩，性平，有敛肺、涩肠、生津、安蛔之功，《本草纲目》："敛肺涩肠，治久嗽，泻痢。"石榴皮味酸涩，性温，有涩肠、止血、驱虫之功，治久泻、久痢。《本草纲目》："止泻痢，下血，脱肛，崩中带下。"

验案举例

1. 脾虚久泻

张某某，男，65岁。自诉从小胃肠虚弱，稍进食过量或油腻食物则易腹泻，近三年大便时溏时泻，每日3～4次，无腹痛，食少纳呆，面黄肌瘦，神疲乏力，舌胖嫩，苔白厚，脉细弱。治以久泻抚肠汤。一周后复诊，大便已成形，日两次；两周后大便正常，食欲旺。

2. 脾胃阳虚

陈某某，女，45岁。10年前患肠易激综合征，常便秘，4～5日一行。经常服泻药通便，如此持续6～7年之久，后转便秘为腹泻，日2～3次，便溏。自诉腹中如有冷气逼迫，需以护腰带护腹，夜间需盖被于腹，如此已3年矣。舌淡，苔白厚，脉沉细迟。诊为脾肾阳虚久泻。予久泻抚肠汤加附子、肉桂。一月后，腹泻愈，腹中冷气亦无。

三、萎胃复元汤

慢性胃炎是指不同原因引起的胃黏膜炎症。当胃黏膜的防御因子和攻击因子平衡失调，防御功能下降而攻击功能过强，则造成胃黏膜损伤而致胃炎。此类疾病发病率高，病程持续时间长，且有的类型如萎缩性胃炎，目前仍无法使其逆转，这类胃炎与胃癌的关系密切。中医理论认为，幽门螺旋杆菌是一种性偏湿热的毒邪，病之初起以湿热阻滞为主，正气（脾胃之气）与之抗争，邪正交争处于临界阶段，随着病邪大幅增强，逐渐正气不支，病邪留恋，遂成正虚邪实。后期则病邪盘踞不去，正气衰败，大实有赢状，大虚有实候。病情发展至萎缩性胃炎，病机为正气虚弱，毒瘀内结。临床表现可分为三个方面：一是不同程度的消化不良表现，如胃酸缺乏导致的食欲不振、恶心、嗳气、上腹胀、便秘或"胃原性腹泻"。二是全身症状，见于病程较长者，表现为乏力、消瘦、头晕、舌淡。三是部分患者可于短期内出现厌食、消瘦、乏力、贫血、呕吐等类似胃癌的症状。治则为补气健脾，解毒化瘀。方药为萎胃复元汤。适应证为慢性萎缩性胃炎（伴或不伴肠上皮化生、不典型增生）。

【组成】黄芪30g，党参15g，白术15g，陈皮10g，木香（后下）10g，砂仁（后下）5g，半支莲15g，白花蛇舌草30g，蒲公英30g，三七末（冲）1.5g，稻芽30g，麦芽30g。

【方解】萎缩性胃炎有较为漫长的形成过程，不论何种原因都造成了久病失治、正气亏损的状态，而瘀毒交结，正虚邪恋，补虚则碍邪，攻邪则伤正，本方扶正祛邪，两者兼顾。本方以黄芪、党参补气为君；以白术、木香、砂仁、陈皮、稻芽、麦芽健脾醒脾和胃消导为臣；半支莲、白花蛇舌草、蒲公英清热解毒散瘀定痛，以解瘀毒之交结为佐；久病入络，胃络受伤，以三七止血、消肿、散瘀为使。全方扶正祛邪，治萎缩性胃炎伴不典型增生、肠上皮化生者效果显著，屡试不爽，特名萎胃复元汤。

【常用加减】本方从病论治，故临床时如无特殊偏热偏寒者皆用本方，不事加减。但确有偏热者，加竹茹；偏寒者，加乌药、香附。

验 案 举 例

1. 李某某，男，73岁。有慢性浅表性胃炎多年，近年来觉胃脘胀满，进食后加重，嗳气，无反酸，食欲不振，逐渐消瘦，大便正常，自感有胃部病变可能，月前做胃镜检查结果为：胃窦部重度炎症，活动度重度，萎缩重度，肠上皮化生重度，不典型增生重度。幽门螺杆菌阳性。医生告知有胃癌可能，建议手术治疗。投访数家医院回答大致相同，无奈求治于中医。四诊：消瘦、神疲、面色稍苍白，舌淡嫩，苔白厚，脉细沉弱。予萎胃复元汤。并嘱坚持3个月复查。3个月后胃镜检查结果各项均由重度转为轻度，转危为安矣。嘱再服3个月，胃镜复查结果仅为慢性浅表性胃炎。患者与十年前比较，无胃痛，无嗳气，食欲正常，体重增加，精神焕发，笑逐颜开，抚今追昔，大赞中医药之神奇。

2. 高某某，男，56岁。有二十多年嗜酒史，平素无胃痛，无嗳气，无泛酸，食欲正常。半年前渐觉进食后胃脘胀满，不能多食，食后嗳气频频，至今只能三餐食粥，且食量锐减，人渐消瘦。半个月前检查胃镜结果：胃窦部重度炎症；肠上皮化生中—重度；不典型增生中—重度。幽门螺杆菌阳性。来诊时消瘦，语声低微，精神不振，焦虑忧郁，舌淡嫩，苔白厚，脉沉细。予萎胃复元汤。3个月后复查胃镜示：胃窦部中度炎症，不典型增生中度，肠上皮化生中度，幽门螺杆菌弱阳性。便再坚持服药3个月。再复查胃镜示：胃窦部慢性浅表性胃炎，肠上皮化生无，不典型增生轻度，幽门螺杆菌阴性。患者食欲正常，无食后胃脘胀及嗳气，语声清朗，精神振奋，一扫焦虑忧郁状态。

弟子问：我想向您请教关于萎胃复元汤的相关知识，包括当时拟此方的背景、适应证、治疗原则、组成、方解及如何运用。

余绍源教授答：萎胃复元汤这个方子现在门诊有些慢性萎缩性胃炎、有肠上皮化生、有不典型增生的患者，会自己按照这个方子抓药来吃，听说效果不错。我问他为什么不看医生，他说觉得疗效可以就一直照着吃了。

弟子问：那萎胃复元汤当初是如何发明出来的呢？

余绍源教授答：其实这个也有一个临床的过程。首先它（萎缩性胃炎）跟幽门螺杆菌感染的关系比较大，在没发现幽门螺杆菌以前并不知道会有个细菌可以引起胃的慢性炎症和癌前病变。自从发现这个细菌以后，我们中医就有很多研究，从临床分型、临床表现和中医分类的关系等都有很多报道，大家一般都认为这个幽门螺杆菌是一种偏于湿、热的毒邪，在病的初期是以湿热为主的症状表现，初期当然是邪正交争，但是随着病程的延长，正气慢慢地不支，慢慢地变成了邪正交争，然后正虚邪实，变成了萎缩性胃炎，还有癌前病变，也就是到了我们所讲的"大实有羸状，至虚有盛候"的一种状态。因此我个人觉得它是一种正气虚弱、瘀毒内结的状态。那要怎么去解决这种问题呢？我就想到抓住病机，暂时以辨病论治（不是辨证论治），当然辨病的同时也要辨证。总的来说本病是正虚邪实，邪正夹杂，虚实互见。所以就想到一方面要扶正，另一方面要驱邪，扶正就是补益脾胃之气，驱邪就是清热解毒、化瘀散结。我当时就是这样的一种设想，因此就想设一条方要包涵补益脾胃、清热解毒、祛瘀活血的成分。补益脾胃的补气药我用香砂六君子加黄芪，并重用黄芪量至30g作为主药；清热解毒方面我想到了既能清热解毒、又有抗癌作用的中药，一个是半支莲，一个是白花蛇舌草，一个是蒲公英，当时就想到了这3个；祛瘀活血就选用了三七（三七末），这样就组成了一个基本方。经过这么多年的实践，现在在这条方中，茯苓我很少用，炙甘草我不用，我个人是很少用炙甘草的，我总觉得炙甘草虽然是"和事佬"，但用于脾胃病会过于"甘甜"有碍脾胃运化，所以我很少用。所以此方主要是以黄芪、党参、白术、砂仁等来健脾补气。具体的药味分析我就不讲了，大家都比较熟悉。

下面我重点讲关于清热解毒的药。本方有半支莲、白花蛇舌草、蒲公英3种清热解毒药。半支莲其实是一味很普通的药，性味辛、平，不会很寒，也不会热，主要有清热解毒、散瘀、止血定痛的作用，可以治很多病，如吐血、衄血、血淋、痢疾、黄疸、痈疡、疮毒、癌肿、跌打和蛇咬伤等。半支莲在农村很多，赤脚医生很常用，其用量干品是5钱至1两（此处1两指30g，下同），鲜品的话1~2两都可以，孕妇要慎用。广州部队以前编了个《常用中草药手册》，里面讲它清热解毒，治癌能见到改善症状的效果（不敢说它有根治癌症的作用），而四川编的《中草药》（编者按：当为《常用草药治疗手册》）说它能"治食道癌、胃癌、子宫癌"。半支莲你不要以为它有抗癌作用就会像一般抗癌西药那样副作用很大，其实它并不会，它是比较平和、无毒的一种中草药。白花蛇舌草，苦、甘、寒，也是无毒的，入心、肝、脾三经，功能清热利湿解毒，可治肺热喘咳、扁桃腺炎、盆腔炎、附件炎、阑尾炎、肝炎、痢疾、痈肿疔疮和毒蛇咬伤。现代医学研究它含有抗肿瘤成分，对免疫淋巴细胞型、粒细胞型，单核细胞型，以及慢性粒细胞型的肿瘤有较强的抑制作用，也就是有抗肿瘤的作用；其次它有抗菌消炎作用，有刺激网状内皮细胞系统增生和增强吞噬细胞活力的作用，也就是有抗炎解毒的作用，对金葡菌和痢疾杆菌有抑杀作用。白花蛇舌草其实民间也很常用，多用于各种炎症，如咽炎和扁桃腺炎等。其用量在1~2两（50~100g）都可以。蒲公英，苦、甘、寒，入肝经、胃经，它可以治疗很多炎症性疾病，如乳腺炎、淋巴腺炎、瘰疬、疔毒、疮肿、急性结膜炎、感冒发烧、急性扁桃腺炎、支气管炎、肝炎、胆囊炎、胰腺炎、慢性胃炎、胃溃疡等，都有疗效。有人认为蒲公英是一种比较贫贱的药，没什么大作用。但其实蒲公英是"至贱而有大功"，虽然平凡、不昂贵，但其实它是有"大功"的，缪希雍讲过（编者注：当为陈士铎的《本草新编》），"阳明之火，每至燎原，用白虎汤以泻火，未免大伤胃气。盖胃中之火盛，由于胃中土衰也，泻火而土愈寒矣。故用白虎汤以泻胃火，乃一时之权宜，而不恃之为经久也。蒲公英亦泻胃火之药，但其气甚平，既能泻火，又不损土，可以长服久服而无碍。凡系阳明之火起者，俱可大剂服之，火退而胃气自生……但其泻火之力甚微，必须多用，一两，少亦五钱，始可散邪护正耳"。我在姜胃复元汤里蒲公英用30g，我看到很多医生用蒲公英很少用到30g，一般是10~15g，但是蒲公英用量太轻是泻不了火的，要用就应该多用。蒲公英泻火，金银花也泻火，有什么不同？蒲公英泻火主要在胃、肝两经，而金银花泻火可以用于六经全身，所以其使用范围不同，蒲公英比较局限，金银花比较"广谱"。大家不要忘了，蒲公英是没什么副作用的，如果你只用10～15g，那等于没有用，所以我一用就是30g。半支莲、蒲公英、白花蛇舌草作为本方的臣药。方中用木香、砂仁醒脾和胃，因为萎缩性胃炎到了胃腺体萎缩的那个程度，一定要醒脾和胃才能恢复胃气，所以要用木香、砂仁醒脾和胃。砂仁的主要功效是行气调中、和胃醒脾，入脾、胃两经，《本草求真》认为它是"醒脾调胃要药"。木香性偏温，入肺、肝、脾三经，主要作用是行气止痛，和胃温中，《药品化义》说它"香能通气，和合五脏，为调诸气要药"。今人喜欢在补药之中加入木香，以避免滋腻、重滞，疏通气机。我们消化科有胃、肠、胆疾病的患者都是经常用木香的。木香、砂仁是为本方的佐药。最后是活血化瘀药三七，它入肝、胃、大肠三经，功能止血散瘀、消肿定痛。对各种血症均有效，如吐血、咳血、衄血、便血、血痨、崩漏、癥瘕、恶露不止、跌打和外伤出血等都可以，《本草新编》描述它说"三七根，止血之神药也，无论上、中、下之血，凡有外越者，一味独用亦效，加入于补血补气之中则更神"。

　　我介绍这个方，并不是说我这个方有什么神效。而是现在临床上有很多这类有萎缩性胃炎，或者又有肠上皮化生、不典型增生的患者，西医说它是癌前病变，西药又没有什么药可治，他们只能来找中医。而解决这个问题中医是比较有优势的，西医的方法只有制酸、解痉、保护胃黏膜、增强胃动力，所以西医也会介绍患者来找中医。我们根据疾病的发展过程、病机，制定了这个方药，临床上只要是萎缩性胃炎，有肠上皮化生、不典型增生，我不辨证论治，无论寒热虚实，都是用这个方。那么此方有没有效呢？肯定有，对大多数的患者都有效。很多患者，无论是什么症状的，用了以后都慢慢改善了，复查胃镜确实是好转了，甚至有些重度肠上皮化生、不典型增生都能好转。我觉得大家可以试一试，可以不用听患者讲自己的不适、不用辨证，因为西医也没有办法了，到了山穷水尽的地步了，不妨试一试。而且这个方药又没有毒性，也不会很寒，虽然白花蛇舌草、蒲公英可能偏寒，但还有黄芪、党参制约。最近这条方收录在新出版的一本全国名中医带徒的经验的书中。

我们过去太强调辨证论治，所以局限了我们，使我们没有办法对一个病来立一个方。通常会在方下备有临证如何加减的文字，写明如出现什么症状则加什么药。但我觉得这样反而不好，我对这个病就只用这个方，专病专方，作为一种中医药模式的探讨，试试看这个办法能否解决一些问题。这个方式我觉得是可以的，这个方怎么用它都不会有什么大的副作用。我希望大家都试一试这个方，因为我一个人使用病例太有限，如果试了觉得效果可以，那就继续坚持；如果效果不行，那就不用了。这对患者也没有什么坏处，大家可以试一试。这个方我后来不用茯苓，在原方中加陈皮、稻芽、麦芽，帮助患者促进消化。

弟子问：如果不用炙黄芪而用了生黄芪，效果会有什么不同？

 余绍源教授答：炙黄芪补气作用大一点、温补效果好一点；生黄芪托毒排脓效果好点，补的效果差一点。

弟子问：这类慢性萎缩性胃炎的患者，做了胃镜及病理结果，有的人可能只有萎缩，有的可能只有肠上皮化生，而有的人可能萎缩、肠上皮化生都有，甚至还有不典型增生，那这个方一般怎么选？疗程多久？

 余绍源教授答：只要有萎缩、肠上皮化生、不典型增生其中一项就可以用这个方。我的一些患者是从很远的地方来的，湖南、河南的都有，我通常开一个月的量，让他们回去吃，觉得好就在当地继续开原方吃，有什么事再来。因为这是慢性病，不可能1～2周来看一次，疗程最少3个月，一般半年，甚至1年。大部分患者都能好转。

弟子问：三七用片还是末？

 余绍源教授答：三七用末，直接连粉都吃了。

弟子问：脾喜燥恶湿，茯苓是四君子汤的组成药物，您后来为什么会把萎胃复元汤中的茯苓去掉呢？

余绍源教授答：茯苓有健脾祛湿的作用，但方中白术也是健脾燥湿的，我觉得有白术就可以不用茯苓了。主要是想尽量浓缩方药的君臣佐使组成，加进去也是可以的。像有的患者有点焦虑，睡眠不好，原方加茯神也是可以的。茯苓和茯神有什么差别？其实都是寄生于松树的，主根就是茯神，旁边的副根就是茯苓，都可以健脾、利湿、安神，但茯神偏重于安神，茯苓偏重于利湿。

弟子问：为什么不用半夏？

余绍源教授答：不是说半夏不好，但半夏有毒，不宜长期服用。其实不是说哪味药不好，不能用，主要看你选用时如何考虑。例如活血，很多人用三棱、莪术，但我觉得这种情况下没必要使用，因为患者还没出现肿块、癌肿。

弟子问：那出现了隆起糜烂的患者，有"形"的改变了，可以用三棱、莪术吗？

余绍源教授答：那可以临床尝试一下，但还要看患者的正气怎么样，如果是很虚的患者，长期用是受不了的。而对于萎缩性胃炎的患者，考虑到（他们）起码要吃几个月的药，我不会选用三棱、莪术。

弟子问：慢性萎缩性胃炎如果有糜烂、有胃酸引起的胃痛，可以用抑酸药吗？

余绍源教授答：慢性萎缩性胃炎的患者也可以用抑酸药，患者的胃只是局部的萎缩，没有萎缩的地方也可以分泌胃酸，而不是全部腺体都萎缩，所以有嗳气、反酸的话也是可以用的。

弟子问：萎胃复元汤的名字中"元"是怎么来的？

余绍源教授答："元"字是指"天地开启"的元，包括元气，人体原来的功能，结构上、功能上的都包含了，而不是"原"。

弟子问：偏虚的患者如何用此方，清热解毒的药减不减量？

余绍源教授答：这个是基本方，还是要根据患者的具体情况来决定，如果患者以偏虚为主，那健脾补气的药如黄芪、党参可以适当加量，清热解毒的药也可以适当减量。

下

篇

医

论

医

话

弟子问：原来没有稻芽、麦芽，为什么加入了？

余绍源教授答：改善患者的消化能力，使胃恢复正常的动力，要重视缓解患者的症状，用稻芽、麦芽消导开胃，改善症状，提高生活质量。西医现在治疗萎缩性胃炎也用消化酶了。

第三节　试谈结肠激惹综合征的病机与证治

（源自余绍源教授撰写的文章）

结肠激惹综合征是一种以结肠生理紊乱为突出表现的全身性功能性疾病。临床上以腹痛、便秘、腹泻和黏液便等单独或综合出现为其特征症状，并常伴全身性神经官能症表现。粪便中不含病理成分，结肠镜检查无器质性病变。本病是常见的胃肠病之一，是慢性腹泻最常见的病因。

一、辨证分型

本病散见于中医文献腹痛、便秘、腹泻、滞下及郁证诸门中，笔者根据临床实践，将其分为以下几个辨证类型。

（一）肝郁痰结型

本型为肝气郁滞，痰浊不化，痰气交阻。主要表现为左少腹痛，部分痛者可于左下腹触及条索状包块，严重者右下腹亦可出现。此类病无明显寒热偏向，舌淡红，苔白滑或腻浊，脉多弦滑。此型中因根据排便情况的不同又分三个型。

1. 大便秘结型

大便3～4日一行，结硬难下，为细条状、卵石状或羊矢状，并带有黏液。《丹溪心法·腹痛》说："或曰痰岂能痛？曰：痰因气滞而聚，既聚则碍其路，道不得运，故作痛也。"指的就是这类腹痛。

2. 腹泻型

大便稀烂，夹杂多量黏液，每于左下腹痛后排便，每日次数不等。

《医宗必读·泄泻》指出："痰泄者，痰留于肺，大肠不固。"指的就是这类腹泻。

3. 便秘腹泻交替型

上述两型交替出现。

以上三种类型其病机为肝郁痰结。治宜疏肝理气，导痰化浊。方用四逆散合二陈汤。便秘者加槟榔、瓜蒌仁；腹泻者加白术、神曲。

（二）肝郁气滞型

本型多由情志不遂，忧思愤郁，肝失疏泄，气机闭塞，升降失调，大肠传导滞涩所致。临床表现为大便艰涩难下，以痉挛性便秘为主要症状出现。经常兼见胃泡综合征和脾曲综合征的症状，如胁肋胀痛、嗳气、呃逆，甚至出现胆汁性呕吐（十二指肠胃反流现象），并有食欲不振、腹胀欲便、排便不畅、后重窘迫等症，均为气机阻滞所致。但本证与大肠热结之腹满痛、拒按、潮热口渴、黄苔者不同，因其无明显寒热偏向，故治宜顺气导滞、降逆通便。方用香磨饮加减（槟榔、木香、枳实、乌药、柴胡、沉香、青皮、白芍）。

（三）肝郁肠涩（肝郁阴损）型

此类型患者虽有较顽固的便秘，有时3～4日大便1次，干结难下，但腹痛不甚。主要以水亏火旺的病理变化为主，即以全身性的神经官能症为主要表现，如失眠、焦虑、烦闷、忧郁头痛、头面阵热、手足汗出、胸翳、心悸等。患者常过分重视自己的排便情况，以至神经官能症状难以改善，类似郁症。此症与单纯阴虚便秘不同，后者纯属虚秘，即局灶性肠道津液枯涸，缺乏全身性表现。本证则为肝郁日久、肝郁化热、灼烁阴津、水亏火旺，以整体症状为主要表现。故治疗宜滋水涵木、舒肝清热。滋水清肝饮主之，方用生地黄、山药、山茱萸、牡丹皮、茯苓、泽泻、柴胡、当归、白芍、栀子、大枣。

（四）肝郁湿阻型

本型病症每遇情绪紧张或精神刺激而诱发，缘肝气横逆，克伐脾土，肝脾二胜之病也，以气滞为主，以湿阻为次。这类型的病理基础是小肠运动过快，排便以稀烂便为主，少黏液，为真性腹泻。一般患者腹痛轻微，每日排便可有十多次，每于餐后特别是早餐后常见，餐后腹绞痛即泄，泄后痛减，为胃—结肠反射所致。腹泻常随精神情绪的改变而呈周期性发作，兼见胸脘胀满、肠鸣、头晕、纳呆、四肢倦怠、大便稀烂、舌苔腻浊、脉濡滑或缓等症候。治宜抑木扶土、燥湿化浊。方选痛泻要方合藿朴夏苓汤。

（五）肝郁风泄型

本型病理变化是肝疏泄太过，肠道滑泄所致，一般见于病程较长的患者。临床表现为肠鸣泄泻，甚者腹痛奔迫，大便稀溏，日3~5次不等，食少纳呆，脘痞口渴，舌红少苔，脉细弦数。上述症状为肝风扰胃，内风闪烁，胃阴受伤的结果。但本症无脾虚之腹满浮肿、面色萎黄、神疲倦怠等症，亦无肾阳虚之四肢逆冷、腹冷喜热、五更作泻等症状。本型病程虽长，但对健康常无大的影响，很少由于腹泻导致营养不良。叶天士认为当以肝胃同治，用酸甘化阴，即治胃必佐泄肝，制其胜也。故用柔肝安胃法。药用木瓜、乌梅、山楂肉、益智、白术、白芍及山药。

二、结肠激惹综合征与便秘

本病的便秘，常非常顽固，用一般通下荡涤的办法虽可暂时达到通便的目的，但往往会产生更大的副作用，因本病的便秘由肠道痉挛所致，攻下药使结肠受强烈的刺激，以后便秘会更顽固。猛烈的攻下固然不可，缓慢的润下亦应避免。临床上曾见屡下后，导致大黄用至30g而不能通便的情况，故下法应慎之又慎。

三、结肠激惹综合征与腹泻

本病腹泻与一般腹泻迥异，故治疗不能按中医泄泻所分寒湿、湿热、湿困中焦、食滞、肝郁脾虚、脾虚湿蕴、脾肾虚寒等类型施治。更不应囿于《难经》"湿多成五泄"之说，结肠激惹综合征之腹泻多为神经性、情绪性的，虽有黏液便，但不含病理成分，其病机肝气郁滞为主，少有偏寒偏热的形症，故切莫见泻思湿，动辄投以葛根芩连汤、白头翁汤、四神汤、理中汤之类，否则腹泻不止，咎由自取。

四、兼症

结肠激惹综合征大多兼有全身性神经官能症症状，属"郁症"范畴，其病位在肝脾（胃），病机是肝气郁滞，疏导失常，以致脾胃功能阻遏，大肠传导失司。常导致痰结、湿阻、阴伤、风泄。故治疗关键是先治肝以安胃（脾），分别用疏肝、抑肝、清肝、柔肝等法，故东垣曰"治脾胃必先制肝"，此之谓也。谨守病机，则思过半矣。

五、特点

正如前面所述，本病的特点为便秘与腹泻交替进行，即便秘随后腹泻，腹泻随后便秘，如此周而复始。故在便秘时不能滥用通便药，否则加重下一阶段的腹泻；在腹泻时不能滥用收涩化湿药，否则加重下阶段的便秘。

六、治疗原则

本病的治疗原则应该是，在便秘阶段，治以舒肝解郁，理气导痰，滋水清肝；在腹泻阶段，治以缓肝制急，抑木扶脾，柔肝安胃。治疗结肠激惹综合征应本着治病求本的原则，不能急功近利。如便秘者，不必急予攻下、滑下通便等措施；腹泻者，不必急于清热解毒、固涩收敛。此等手段，虽可求效于一时，但并不能达到治疗的目的，有弊而无利。

第四节　口中异味的中医诊治

口中异味有很多种（情况），酸、甜、苦、淡等都属于口中异味，在消化科的医生看来，口中异味是比较重要的临床症状，而其他专科的医生就不一定很重视它。一般出现口中异味时，患者也多会找消化科的医生来看，因此，消化专科的医生应该重视口中异味，并且研究它。

一、口酸

口酸不是反酸，不要把二者混淆。《中医内科学》有反酸的专题，但是没有口酸的专题。它不是吐酸也不是反酸，就是口酸，所以大家要分清。酸乃肝木所化，酸是归到肝木里面。常见于肝热或者肝木乘脾，如果是肝木乘脾就是虚实夹杂了，肝旺脾虚，虚实夹杂。另外还有一种情况，就是宿食停滞。

肝热：肝热的表现为口干、口酸，胸胁满闷或者满痛，心中懊恼，即栀子豉汤证。也就是感觉很烦闷，甚至烦躁欲死，这些都是属于心中懊恼的表现，眩晕目赤，大便干，小便黄，舌红苔薄黄或者是黄厚。如果口酸伴有这种情况就是属于肝热。肝热的治疗方法是疏肝清热，具体方药是柴胡清肝饮、化肝煎、丹栀逍遥散，甚至龙胆泻肝汤。

肝木乘脾：肝木乘脾也是虚实夹杂，所谓实是指肝旺，所谓虚是指脾虚，所以表现为纳谷不香，餐后脘腹胀满，便溏（便溏就是脾虚，肝木克脾），疲倦乏力或者嗳气，口中觉发酸，舌质淡，苔薄白，脉细弦。你不要以为肝旺脾虚表现为舌红，这样是不对的，因为舌质不淡就不能认为是脾虚，已经到了脾虚的程度，就会有舌质淡苔薄白脉细弦的表现。治疗大法为疏肝和胃、平肝抑木。我刚才已经讲了它是虚实夹

139

杂，所以用六君子汤加左金丸比较好。《中医内科学》讲反酸两个症状，一是肝热，用左金丸；二是脾虚，用六君子汤。现在虚实夹杂，就合起来用六君子汤加左金丸。

宿食内滞：宿食内滞这种情况多由于饮食过度，或者过食肥甘厚味，患者有饮食不当的病史。症状表现为脘腹胀满，纳呆厌食，嗳腐吞酸，口中发酸，大便秘结或溏腐臭秽，苔厚腻黄，脉滑数有力。治则为消食导滞，和胃降逆，用保和丸、木香槟榔丸，或者小承气汤都可以。

弟子问：逍遥散、丹栀逍遥散也是在临床上经常使用。您刚才提到肝热的问题，如果患者大便干，小便黄，舌红苔黄腻，甚至有时脉也是弦滑有力的，请问在这种情况下怎么应用当归？因为在门诊遇到给患者并逍遥散时用到当归，患者就有意见，觉得当归很燥，但是不开就不符合药方本身的搭配，请问您有没有经验可以分享？

 余绍源教授答：我经常提出这样一个观点，为什么要用当归呢？因为肝藏血。也就是说治肝一定要用当归，无论什么情况下，它起码也可作为报经引使的药，也就是说把这个药归到肝经，如果没这个药就归不到肝经。所以凡是治肝的方，你举举例哪一条方没有当归？逍遥散、龙胆泻肝汤和一贯煎里都有当归。我就不举例了，反正我之前发表过一篇文章（详见附录三：从"肝藏血"探讨肝病的中医治疗），就是"治肝不用当归，非其治也"，清肝也用它，平肝也用它，养肝也用它，暖肝也用它，不用它，药就不入肝。因此，我觉得在使用的时候，主要还是看病情怎么样，来决定定量怎么样。譬如龙胆泻肝汤，它只是作为君臣佐使中的使药，报经引使，也不是臣药，也不是佐药，它是使药，所以量用少点，我有时龙胆泻肝汤中当归就用5g。但是如果要补肝就不同了，四物汤里当归就重用一些来补肝血。要衡量当归在这个方中准备发挥什么作用，自己安排，不能在龙胆泻肝汤中把当归当君药，但是用肯定要用。

弟子问：在平时使用逍遥散时我还有一个疑问，白术其实是燥湿的，像您刚才讲的，有些患者大便比较干，用了白术后会不会导致患者大便排出不畅？

 余绍源教授答：有一些情况是会这样（导致大便不畅），但如果的确需要用逍遥散，你就要看白术用在这里有什么用处，如果起了很大作用就应该考虑剂量应不应该增加，或者没有必要的时候要不要减量。我们每条方不是规定的，好像六味地黄汤君臣佐使的组成，譬如患者比较燥热，我们就用生地黄，如果没那么热就可以用熟地黄，偏补这样。所以你要看具体情况，有些患者虽然是偏热，但是我发现如果按照组方，生地黄也不能用太多，生地黄太多经常会引起患者腹泻，所以也不是守着剂量不去变化。遵经守法，你也要根据患者的具体情况，对这些问题就是要灵活运用，活学活用，也不能太死板。（弟子：有人说白术生用通便，炒用止泻，少量止泻，大量通便。但临床上有时又不是这样的，可能白术对不同的体质的人效果是不一样的。）对。讲了那么久，我从来不用大量白术通便，因为我也试过几次用60g白术通便，结果没有用，所以我以后就不用。我提醒你们一下，如果你们不相信可以试一下，试了一两次就知道没有用，没有必要重用白术通便。

弟子问：我们平时使用柴芍六君子汤多用六君子加柴胡和白芍，但是实际上原方本身是治疗脾虚肝热的，是有钩藤的，原方的设定本来就是有清热的作用。我想请教一下您，第一个问题是肝木乘脾证就用加了钩藤的柴芍六君子汤可不可以。第二个问题就是为什么要选钩藤这味药。因为清肝热的药有很多，钩藤有什么特殊的作用呢？

 余绍源教授答：钩藤有平肝息风的作用，像天麻钩藤饮有平肝的作用，但是我觉得天麻钩藤饮在平肝抑木方面的作用不如左金丸，所以我就没有使用它。还是用左金丸比较好，它是有风时使用，主要是祛风。

二、口苦

第二个是口苦，苦为胆之味，《灵枢·四时气篇》说："胆溢泄则口苦。"讲得很清楚，口苦和胆的关系比较密切。它的分型有几个。口苦有两大类，一是邪在少阳，一是肝胆郁热。邪在少阳是外邪侵犯传经之苦，肝胆郁热属于内生之苦，这是两个大的辨证。

邪在少阳：《伤寒论》讲得很清楚，"少阳之为病，口苦咽干目眩也"。所以口苦是少阳病的一个主症。邪在少阳的主要症状是往来寒热，胸胁苦满，默默不欲食，心烦喜呕，口苦咽干，尿黄，苔薄白或者苔黄，脉浮弦有力，这些就是邪在少阳的症状。治疗原则是和解少阳。方药是小柴胡汤。

肝胆郁热：也就是说它没有外感的症状，没有发热，可以理解为内伤引起。心烦口苦，口干欲饮，烦躁易怒，头晕头痛，目赤目眩，胁肋作痛，尿黄，大便干燥，舌红苔黄，脉弦数，这些是肝胆郁热的症状。治疗原则是清泄肝胆。方药是龙胆泻肝汤，兼有痰热就是黄连温胆汤。

口苦比较好治，分为外传经之邪与肝胆自己的郁热。口苦没有虚证，口酸肝木乘脾还有虚象。

弟子问：很多患者一派虚象，但是有口苦，请问要怎么理解与治疗？

余绍源教授答：什么一派虚象，你要说出具体的症状（弟子：舌淡，热象不明显。）问题是怎么表现的，是脾胃的虚证还是哪个地方的虚证？（弟子：舌淡有齿印，苔白，就不要用龙胆泻肝汤，用小柴胡加点白术、茯苓，"四君子"这类的药。）对。可能是因为脾虚加上胆热，但总的离不开胆，所以还是要加清胆的药，不要把重点放在泻肝。其实我们讲辨证是总体的，比如它偏向这边就是邪在少阳，偏于那边就是肝胆郁热，患者不会按照书本上来病，辨证很复杂，自己要掂量情况，这是常见证型，特殊性的也有，像黄穗平主任那样灵活加减。

弟子问：请问从现代医学来讲口苦与胆汁反流是怎样的关系？有胆汁反流的患者是不是容易口苦？或者有口苦就存在胆汁反流的情况？

 余绍源教授答：其实它还是有胆汁反流。什么叫胆汁反流，就是胆汁逆流上来，胃底都能看到很多胆汁。所以这还是属于胆汁反流。我们谈论到中医的辨证，有时西医解释不了，好像口酸西医怎么解释？哪个神经有问题？哪里内分泌有问题？没有办法解释。你要是问我口酸是哪里的病变我解释不了。你去查查西医的书，症状鉴别诊断没有鉴别口酸的。所以有时用中医解释很难与现代医学吻合。口苦与胆汁反流不一定完全相关。

弟子问：口腔异味中只有口苦是在很多书中有提到的，因为少阳病的主症就是口苦、咽干这些，别的口腔异味很少有书提到，但是很多人在经文辨证中就抓住口苦认为是少阳病，第一"少阳之为病，口苦咽干目眩"，这是少阳病的提纲症，从这个角度讲，是不是《伤寒论》少阳病篇中的所有处方都对口苦有治疗作用？比如小柴胡汤，有柴胡桂枝汤，或者柴胡桂枝干姜汤，再或者是柴胡加龙骨牡蛎汤，这些方适用于不同的体质，就是说患者的体质很复杂，有可能少阳与阳明合病，少阳与太阴合病。能不能用这样的思路去通治口苦？就是有口苦就从少阳方面来找方对应治疗，这样的思路是否可行？

余绍源教授答：我的理解是，少阳病的提纲是口苦咽干目眩，但总的来说这个症状是不是要必备？没有口苦的患者能不能用小柴胡汤？（弟子：它不是必备症状，而是鉴别症状，六经中提到口苦就是少阳。）我没有觉得口苦咽干目眩这个提纲有错，问题是我们怎么理解。没有口苦是不是就不是少阳病，反过来有口苦的肯定是少阳病？与肝胆相关，没有口苦也不一定不是少阳病，同样也可以开小柴胡汤。（弟子：那如果患者有口苦是不是要从少阳方面考虑？）起码你辨证的时候要考虑这个问题。

弟子问：口苦都是实证，这一点是比较正确的，小柴胡汤里没有口苦这个症状，《伤寒论》提到"伤寒五六日中风，往来寒热，胸胁苦满，默默不欲饮食，心烦喜呕，或胸中烦而不呕，或渴，或腹中痛，或胁下痞硬，或心下悸，小便不利，或不渴，身有微热，或咳者，小柴胡汤主之"。没有一个字提到口苦，因为小柴胡汤证是虚实夹杂。

 余绍源教授答：所以我刚才讲了小柴胡汤设在少阳病，是总纲，但是没有口苦用不用小柴胡汤？有这个证就可以用，不一定要口苦才用小柴胡汤。也可以倒过来说总纲都没有了怎么用小柴胡汤？但是倒过来讲口苦一定是少阳病，你要这样理解。（弟子：那口苦能不能用小柴胡汤？）那当然可以。因为小柴胡汤本身是血弱气尽，腠理开，邪气因入，它不是一个纯实证来的。所以用小柴胡汤是要和解，它是和解剂，不是补益剂，也不是解表剂。

弟子问：还有一个问题是关于肝胆郁热。您刚才讲了龙胆泻肝汤、黄连温胆汤，这些方更多的是痰热或者湿热。如果是纯热邪，就是气分的热，应该用什么？比如苔不厚不腻，没有痰湿，就是热，这种肝胆的郁热，您觉得用什么方比较好？

 余绍源教授答：这个我刚才讲了肝胆郁热是龙胆泻肝汤，兼有痰热是用黄连温胆汤，因为温胆汤起清热化痰的作用，所以没有痰就不用黄连温胆汤。（弟子：但是龙胆泻肝汤也是清湿热为主，如果苔不厚，能不能用丹栀逍遥散这类的方？就是单纯的气分热，就是肝胃郁热。）如果不是很严重，那当然可以，这只是它（这个证型）的代表方，如果没有那么重的肝胆郁热，就可以不用那么重的龙胆泻肝汤，只是我们举个例子用这类的方。（弟子：像泻青丸这样的方可不可以？）泻青丸有泻下的作用，有大黄，但是龙胆泻肝汤是清热泻火，不是通过泻便来泻火，所以它不同。

弟子问：苦为火之味，或者是心之味，这是按照五行来认识的。那您怎么认识这个问题？因为这两者还是不一样的。

 余绍源教授答：我说了要看它总的症状表现，如果心火旺，其实那时候已经不是以口苦做主症，有其他的症状，譬如小便黄，睡眠不好，烦躁，舌质红这些心火旺的症状，所以口苦不是他的主症。（弟子：就是您觉得是以口苦为主的话还是从胆方面论治会好一些？）对，会好一些。

弟子问：虚火上炎会不会引起口苦？

 余绍源教授答：其实虚火上炎只有口干，不应该有口苦。

脾胃余论

——名中医余绍源教授临床解惑录

三、口腻

口腻就是口舌黏腻，涩滞不爽，或食不知味。口腻可以与口苦、口干、口酸、口淡夹杂出现，不一定单独出现，与其他几种口腔异味一起出现也可以。所谓黏腻肯定是一种湿气，湿邪为患，不然为什么会黏？所以以湿气为主。

口腻就是三个证型，分别为寒湿型、湿热型、痰湿型。后面两个型比较相接近，主要是多了痰的症状。

寒湿困脾：主要症状是口中粘腻、口淡不渴、食欲不振，甚至厌食、脘腹痞满，大便溏，舌质胖，苔白腻滑，脉虚缓。多因脾虚失运或者是外纳湿邪困脾。治则为健脾燥湿，芳香化浊。方药为藿香正气散，平胃散。

湿热中阻：口黏而涩，口气秽浊，口干不欲食，食不知味，食欲不佳，大便溏垢，尿黄，舌红，苔黄腻，脉濡数或滑数。治则为清热化湿。方药为三仁汤，藿朴夏苓汤。如果合并有口甘，湿困脾胃较甚，就要芳香辟浊醒脾，方选甘露消毒丹。如果合并口苦、胁痛，涉及有肝胆症状，就要加上清肝胆的药，譬如龙胆泻肝汤、连朴饮。

痰湿化热：口中黏腻，口渴不欲饮，胸脘痞闷，心烦不宁，痰黄，黏腻难以咯出，食少纳呆，舌红，苔黄腻而干，脉滑数。治疗原则为清热化痰。方药为黄连温胆汤，清气化痰丸。

弟子问：口腻比较难治疗的是湿热型，像痰湿型和寒湿型就比较好治。好多湿热型的患者，尤其是舌红苔黄腻的，治一两年效果也不明显，经常问"苔那么腻有什么好的办法"。我想向您请教治疗湿热型的口腻有没有什么好的方药？

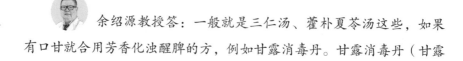

余绍源教授答：一般就是三仁汤、藿朴夏苓汤这些，如果有口甘就合用芳香化浊醒脾的方，例如甘露消毒丹。甘露消毒丹（甘露

消毒蔻藿香，茵陈滑石木通菖，芩翘贝母射干薄）是芳香化浊药和清热药一起用，可利尿化湿，不光是清热。（弟子：它好像没有通的作用，加点大黄行不行？）如果大便不通，那当然可以。

弟子问：温病方面，甘露消毒丹是用于邪在气分有发热，平时用起来，如果只针对口腻就用得比较少，感觉它针对的病症不只是口腻，应该还有其他的作用，药力比较强。

 余绍源教授答：那它能治疗的当然不止我们讲的口腻。患者提出主证是口腻，就是湿热中阻，但肯定还会合并其他的症状。你就要分辨湿重还是热重，一般湿重就是三仁汤、藿朴夏苓汤，热重就是甘露消毒丹，肝还有热就用连朴饮、龙胆泻肝汤。反正抓住总的原则是清热化湿或者加上芳香化浊醒脾。

弟子问：临床上可以同时出现口腻和口涩的吗？口腻就是滑滑的，口涩就是口很干，不够滑，推不动，二者可以同时出现吗？

 余绍源教授答：可以的，我刚才讲的湿热中阻就有口黏而涩。如果痰热就是黏而腻，甚至胶着。

弟子问：我想请教一下关于清湿热药中用温药的问题。很多清湿热的方中都有温药，湿为阴邪，非温不化，治疗寒湿型，或者患者热不是很重的时候，用这些药就比较容易让人接受。但是湿热比较重的，用藿香、豆蔻这类的，怎么运用，或者应用时怎么调控细节？

余绍源教授答：三仁汤里也有豆蔻，你还是要看症状。如果舌质淡而有湿，脾虚比较明显，就要加点芳香化浊的药，因为它（脾）本身没有能力去化湿。如果湿热中阻很明显的，舌红、苔黄厚干，就不要用偏温的药。关键是自己要掌握湿重还是热重。口腻的患者还是不少的，甘露消毒丹我也是常用的，因为它又有清热、又有化湿的作用。

弟子问：您在临床上遇到寒湿型的比较多还是湿热型的比较多？

余绍源教授答：一般很难说，偏于虚的寒湿型比较多，偏于实的湿热中阻比较多。

四、口臭

口臭就是口中有腥臭的气味或者是秽浊的味道。

胃热上蒸：常见于湿热病、温热病或者口疮、牙宣病，或因喜食辛辣厚味，引起火热上蒸。症状为口臭、口渴饮冷、口唇红赤、口舌生疮或糜烂，或有牙龈肿烂，尿黄，便秘，舌红、苔黄，脉数有力，这就是胃热上蒸。治疗原则为清胃泻热，方用清胃散或者凉膈散。清胃散是李东垣的方，由生地黄、牡丹皮、黄连、升麻和当归组成。这也是李东垣的用药特点，经常把补气药和升提药一起用，补气药和补血药一起用，譬如补中益气汤中有当归。所以他有他的特色，这是他用药特点。还有就是清胃汤，不是清胃散，清胃汤是《医宗金鉴》里的方，在清胃散的基础上加石膏、黄芩，没有用当归。《医宗金鉴》是国家编辑出版的药典，中国有几个药典，包括《太平惠民和剂局方》《圣济总录》《医宗金鉴》，这三本书的方大家都认为比较好，比较公正。（弟子：有好多书都有清胃汤。）对，但是组成不一样，这个比较常用，比较接近原方。像黄穗平主任刚才说的，如果有腑实就用凉膈散。温病派很赞赏凉膈散，叶天士在外感温热论"温邪上受，首先犯肺"的相关内容中都提到凉膈散。

痰热壅肺：这样的情况多见于肺热、肺痈等肺系的疾病，因为痰热壅肺，灼伤气血，继而成痈，血败为脓，就变成肺痈。主要表现为口气腥臭，兼有胸痛、胸闷、咳嗽吐浊痰，或者咯脓血，口干咽干，口苦舌燥，不欲饮水，舌苔黄腻，脉滑数。治则为清肺化痰辟浊，用千金苇茎汤、泻白散这类方。

胃肠食积：这是由于饮食失节，脾胃失运，宿食停滞而导致胃肠食积。主要表现为口中酸臭，脘腹胀满，嗳气频作，不思饮食，大便秘结或下利腹泻，矢气臭秽，舌苔厚腻或者腐腻，脉弦滑。治疗原则为消食导滞，方用保和丸、枳实导滞丸，甚至用小承气汤通下。

弟子问：平时您喜欢用哪几味药消食导滞？

余绍源教授答：消食导滞都是用厚朴、枳实、木香、槟榔、布渣叶那些。（弟子：四磨汤常不常用？）如果嗳气比较严重就会使用，因为四磨汤有党参，不好用；如果要化热，乌药也不好用，因为它是热的。沉香如果没必要就不要用了，因为价格比较昂贵，且对肠胃问题效果不是很好。（弟子：临床上有四磨汤口服液。）我看到很多西医院也在开。（弟子：您也很喜欢用神曲。）对，神曲其实主要作用就是和胃消滞，寒热都能使用，寒性的疾病也能用，热性的疾病也能用。（弟子：味道好不好？）味道不算很差，煮的药比较浓。第一它普通的病都能使用，第二它在感冒加食滞的时候用最好，又可以解表又可以消滞。

弟子问：口臭在临床上确实很难治，其实像您讲的这些以实证为主的好治一些。有好多疾病时间很长，反复发作，看上去又不是典型的痰热或者湿热，这种感觉就是很困难的。想请教您两个问题，第一，这些方法对急性的或者时间比较短的口臭效果比较好，但是对那种反复发作的有没有什么方法？口臭有没有虚实夹杂或者虚证的可能性？第二从中医来讲口臭与肝有没有关系？好多患者的口臭跟月经有关系，月经前后是有影响的。另外工作劳累，休息不好就容易反复，十个里面有一两个治好的，不知道您有没有这方面的体会。有些人又有口苦，又有口淡等等，总之慢性的、不那么典型的口臭该怎么办？

 余绍源教授答：这个很难说，口臭从总的来讲应该是实证的多，实热的多，就算是比较虚的患者也会有食滞化热，所以不是完全是虚证，你有没有看过用理中汤治疗口臭，或者用香砂六君子汤，没有。反正从中医理论来讲实热比较多，虚寒者口淡比较多。你说反反复复，我不否认有一些患者虚实夹杂，也有消化不良，因为脾胃差，消化不良就变成胃肠食滞，就用保和丸去解决它。所以你治不好，这个很难说，可能会有寒热夹杂或是虚实夹杂，理论上比较少，从理论上来说虚寒引起口臭的比较少。

弟子问：肝火旺会不会导致口臭？

 余绍源教授答：肝火旺会导致口臭。

弟子问：用什么方？

 余绍源教授答：龙胆泻肝汤。

弟子问：有一些患者苔没有那么厚，不一定是肝胆的湿热，也可能就是肝郁化火，阴虚火旺的情况？

 余绍源教授答：你这个就不是讲臭的问题，就是合并其他口腔异味了。

弟子问：胃热上蒸如果是湿热也可以用些方来治吗？就是以湿为主的情况，因为以湿为主的情况在广东挺多的，这些方（清胃散和凉膈散）还是偏凉一些，清胃散中祛湿的药不是太多，还是以清热为主，还加了一些养胃阴的药，那湿热的怎么办？

 余绍源教授答：所谓以什么方为主方，不是完全就套这个方，如果是湿，你就可以利尿，用滑石、木通，薏苡仁这些。

弟子问：您刚才没有提到湿热，它是热里面的一个小项目还是一个专门的证型？

 余绍源教授答：湿热主要讲胃热上蒸，没有讲湿，如果有湿，当然可以加些化湿的药，或者利尿化湿。

弟子问：就是您觉得从胃来讲口臭还是以热为关键？

 余绍源教授答：以热为关键。

弟子问：虚、湿都是伴随的情况，属于大的证型里小的变动，可以调整用药？

 余绍源教授答：对，像上几次我们讲的"诸呕吐酸皆属于热"，也有虚寒的吐酸，但是大部分是热，也有人用理中汤治疗吐酸。有些人一吃粥就吐酸，那有可能是虚寒引起的吐酸，不是"皆属于热"的那种。当然病理病机我们也不会讲死，大多数是这样，好像口臭在一百个患者中有几个，是不是这样那也不一定，但是从中医理论就这样解释。那西医怎么解释口臭、口甜？他没有办法解释哪个脏腑出问题，中医的好处在辨证解决问题，西医最多用帮助消化的药。

弟子问：门诊有个医生使用泻黄散治疗患者的口臭，用了大剂量的防风，他说效果不错。

 余绍源教授答：下面我会提到泻黄散，它的组成有石膏、栀子、甘草、防风和藿香，泻黄散是泻脾热。其实防风是胃肠动力药，加在里面泻脾胃的积热。

五、口咸

咸为肾之味，所以凡是口咸的患者都与肾相关。口咸是指患者自觉口有咸味或者有时吐出咸的痰涎。口咸是由肾引起的疾病，分为两大证型。

肾阴虚：自觉口咸或少量咸味痰涎，伴有口干舌燥、头晕耳鸣、腰酸腿软、五心烦热、夜寐不宁、舌红、苔薄，脉沉细而数。治疗原则为滋阴降火。方药为大补阴丸、知柏地黄丸、一贯煎。

肾阳虚：自觉口咸，全身倦怠，气短乏力，畏寒肢冷，腰膝酸软无力，夜尿多，舌淡胖有齿印，脉沉细无力。治疗原则为补肾壮阳。方药为金匮肾气丸。

之前我们查房的时候有个女患者就是口中发咸，我们就是用了肾气丸。

弟子问：肾阴虚的患者咸的痰涎是少量的，那么肾阳虚的患者痰涎会不会多一些，因为毕竟肾阴虚的话会津液少。

 余绍源教授答：可能会多一些。

弟子问：肾阳虚的患者用肾气丸大家都比较熟悉，但肾阴虚的患者您给了三个方，分别是：大补阴丸、知柏地黄丸、一贯煎。这三个方子是都可以使用呢，还是在不同情况下分别选择不同的方？因为这三个方的组成还是不太一样的。

余绍源教授答：大补阴丸是在补肾当中有泻火，它里面有猪脊髓，有知母、黄柏、龟板、熟地黄，所以滋阴力度强一些。而一般的知柏地黄丸适合阴虚火旺，用六味地黄丸加知母黄柏，滋阴力度不够，因为没有龟板、猪脊髓。一贯煎是肝肾双补。所以你要区分患者是哪种类型再用药。

弟子问：您刚才也提到一贯煎，肝肾同源，肾阴虚的时候要补肾阴，也要补补肝阴，那么肾阳虚会不会也涉及脾？因为脾是靠肾阳的温煦。有一个说法，水寒容易土湿，水是肾，土是脾。那么在这种情况下，特别是口水多的时候，补肾阳的情况下要不要也顾及一下脾？因为金匮肾气丸对脾土的作用不是很大，要不要加上理中汤或者四君子汤这类的？

 余绍源教授答：你提这个也有道理。到时候也要看症状表现，如果没有脾虚或者脾阳虚，就不用加；如果的确有脾阳虚的症状，那就可以加。这个还是需要辨证。脾肾阳虚的情况还是不少。我们讲课只是单独讲肾的问题，合并脾阳虚也可以补脾阳。

六、口甜

甜是脾的本味，口甜就是脾热引起的，但是分实热与虚热。

脾胃热蒸：它属于实热。患者表现是口中发甜，口干欲饮，多食善饥，或唇舌生疮，大便干，尿黄，舌红，苔黄而燥，脉数有力。治疗原则为清热泻火。方药为大黄黄连泻心汤、白虎汤、泻黄散。

泻黄散上次讲过，泻黄散就是泻脾热。把这几种药（石膏、栀子、甘草、防风、藿香）炒香加蜜糖，就是泻黄散。

脾胃气阴两虚：患者表现是口甜，不思饮食，口干欲饮但饮不多，神疲乏力，脘腹胀，大便不调，舌稍红干，苔少，脉细弱。治疗原则为益气健脾，和胃养阴。方药为补中益气汤去升麻、柴胡，加兰香、葛根（煨）。

兰香就是生草药，南方可能比较少用，有芳香祛湿的作用。我们也比较少用。

弟子问：这里的兰香是不是指佩兰呢？

 余绍源教授答：是啊，我也在考虑是不是佩兰，但我也不敢肯定。

弟子问：兰香有两种。一种是真的有种草药叫兰香，马鞭草科的植物；另一种也是治疗口腔异味的方，叫兰香饮子，里面的兰香指的是佩兰。因为佩兰是香的，人间正气，可辟秽浊。

 余绍源教授答：兰香是什么呢？我们有个风俗，五月节的时候用兰香塞在布里，做成香囊可以辟邪。

弟子问：既然是气阴两虚，怎么还需要祛湿？

 余绍源教授答：阴虚为什么会用香类的东西呢？也是比较难理解的。香类的东西比较燥，本来就阴虚了，又用香燥的药，不过书本上就是这样说的。

弟子问：实证比较好理解，有三个方，泻黄散、大黄黄连泻心汤、白虎汤。大黄黄连泻心汤指的是《伤寒论》里的大黄黄连泻心汤还是现在的三黄泻心汤？这两个不太一样。

 余绍源教授答：它其实就是三黄泻心汤，泻心就是泻脾胃之热的意思。

弟子问：因为《伤寒论》里的大黄黄连泻心汤是不用煮的，是泡的，所以是用泡的还是用煮的要分清楚。

 余绍源教授答：应该都有效。

弟子问：白虎汤相对来说偏清热多一点，泻黄散是偏祛湿多一点，后面这个方的确是有点奇怪，因为治气阴两虚的方中没有养阴的药，去升麻、柴胡，加兰香、葛根（煨），主要是怕它热，兰香和葛根，起码葛根是偏凉的。这个是医案里面讲的还是论述里面讲的？

余绍源教授答：这个是很多医家都会介绍这条方，治疗口甜都介绍这条方，所以可能在临床上用得比较多，大家都认可这种治法。

弟子说：在临床上见到的患者好像湿热的比较多，广东的口甜湿热的比较多，脾虚的也有，阴虚的少，一般来说，临床见到口甜的患者都跟湿有关，没有湿的少一点，但是阴虚证比较少见。

【弟子讨论】

观点一：用煨葛根是什么意思？

观点二：煨葛根可以生津的。

观点三：因为用了柴胡和升麻会损伤津液。

观点四：是不是把补中益气汤中升药去掉？

观点五：兰香和葛根都是升的，没有去掉升药，而是去掉伤津液的药，因为柴胡和升麻是风药，会劫阴的，有阴虚所以不能用这类的药。这种用药的习惯还是很多的，如果又想升清，又不想上火或者不想伤津，可以用葛根来代替的。中气下陷又容易上火的就去掉那两味改成葛根，一样可以的。

七、口淡

口淡无味指口中味觉减退，自觉无法尝出食物的味道。分两个证型。

脾胃虚弱：常由饮食不节，大吐大泻，久病失养，脾胃虚损，运化失职引起。症状是口淡，食不识味，不欲饮食，神疲，短气，乏力，脘腹痞满，便溏，舌淡苔薄，脉缓弱。治疗原则为益气健脾和胃。方药为香砂六君子加稻芽、麦芽这类的药。

湿阻中焦：病因多数是外湿侵犯脾胃，或者是饮食所伤，脾不健运，或者湿浊内生，湿阻中焦。临床表现为口淡而黏腻，饮食无味，纳呆，脘腹痞满，恶心欲呕，便溏。舌苔白腻或者黄腻，脉濡。治疗原则为芳香辟浊，化湿醒脾。方药为藿朴夏苓汤或者三仁汤。

弟子问：关于稻芽、麦芽，我想请教您，口淡无味要用生的稻芽、麦芽还是用炒的稻芽、麦芽？

 余绍源教授答：如果偏虚寒，可以用炒的，藿朴夏苓汤或者三仁汤都可以加稻芽、麦芽。有饮食不振，纳呆，那就用炒的；偏寒的就用炒。

弟子问：用稻芽、麦芽主要是消食导滞，运化脾胃，我在跟诊时看到您和黄穗平主任用的量都很大，用到30g，但是实际上这个药用得量大就会重，重就容易往下，不容易升清，您怎么看待这个问题？有些人认为用升清的药量会少一些，治上焦如羽，又想升清量又大，会不会对升降有影响？

余绍源教授答：这个要看药的本质，没有理由用量大就向下走，有没有用量大就重、重就下行这样的理论。凡花必升，用大量的花就向下了？用大量的菊花会不会向下呢？这是药的性质问题，不是量的多少的问题。药的本质不是向下沉的，所以不能这样理解。

弟子问：湿阻中焦，但是您用的方都是治疗湿热的，如果是寒湿的怎么办？藿朴夏苓汤都是治疗湿温在表的。

余绍源教授答：它只是芳香辟浊，治则是化湿醒脾，所以肯定有些芳香药在里面，没有芳香药怎么醒脾？要这样理解。

弟子问：用藿香正气散可不可以？这两个方虽然有偏温的药，但实际上都是治疗湿温的。

余绍源教授答：藿香正气散只是解表，这个不需要解表，藿香取它化湿的作用，不需要藿香正气散中白芷解表这类的药。前面讲得很清楚，湿阻中焦，不是湿热中阻，湿热中阻用连朴饮，湿阻中焦一定要芳香辟浊，化湿醒脾。（弟子：所以不需要清热也不需要解表。）对，所以你要看它的辨证分型。

总的来说是湿阻中焦，一般来说热不重就不要用太寒凉的药，黄芩、黄连这些都不用，如果是热得厉害的情况，当然要用啦，例如用连朴饮。

弟子问：其实口淡应该是偏于寒证多一些，不会是偏于热证多一些的，偏于热证的一般会有味道的。这两个方治湿没问题，但是不能治寒湿，因为寒湿一般在表的用藿香正气散，在里的要用类似理中汤这样的方。

 余绍源教授答：上面提出的方不是一定要用这个药，反正就是这个治则，方呢可以自己加减，不是很死板的。把握这个治则就可以了。

八、口涎

自觉口中黏液较多，频频不自主地吐出来，这种症状大多数是寒证，又大多数是虚寒。

肾虚水泛：病因是禀赋不足，素体虚弱，又有久病失调导致肾阳亏虚。肾主水，其液为唾，阳虚则水泛。症候为多吐出比较黏稠的液体，头晕目眩，心悸气短，动则加重，甚至脐下悸动，气从小腹上冲心，肾气冲上，舌淡，苔水滑，脉弦滑。治则为病在下焦，温阳化气利水。方药为桂附地黄丸。

脾胃虚寒：病因为恣食生冷，过服寒凉，久病失养，脾阳不振，运化无权，失其摄纳。症状表现为多吐稠黏之痰及唾液，脘腹痞胀，纳谷不香，少气懒言，倦怠乏力，大便溏，面黄少华，舌淡胖，苔白腻，脉虚弱。治疗原则为温阳扶脾。方药为理中汤、诃黎勒丸。其实诃黎勒就是诃子，可能诃黎勒就是译音，从印度那边过来的诃子。诃黎勒丸的组成为诃子、半夏、杏仁、橘皮、桔梗、泽泻、五味子。诃子有一个收敛的作用，真人养脏汤就是用了诃子。这是吕洞宾留下来的方，真人就是吕洞宾，神仙留下了的方不简单的，治久痢久泻，主要是收涩的作用。理中汤涩肠止泻，也是收涩的作用。诃子还能降火利咽，以前我们小时候咽喉不舒服就经常到药材店买两颗诃子放在水里泡，然后喝水。

弟子问：您刚才提到肾虚水泛、心中悸动、从下上冲的情况，能不能用苓桂术甘汤？

 余绍源教授答：苓桂术甘汤是治水饮，它这个是阳虚，当然有水气悸动的情况，但是苓桂术甘汤可能补肾的作用不够。

弟子问：那用真武汤呢？

 余绍源教授答：真武汤证有个症状是头痛干呕，吐涎沫，也不是不可以，要看看其他表现（再决定）。

弟子问：六味地黄丸中有熟地黄，脾虚的人吃了熟地黄容易会拉肚子，所以脾虚的患者不喜欢吃熟地黄。

 余绍源教授答：所以我讲过凡是脾虚的患者生地黄和熟地黄不要多用，多用就拉肚子。

弟子问：因为六味地黄丸中熟地黄的量很大，熟地黄、山茱萸、山药、泽泻、牡丹皮、茯苓这六味药的比例是8：4：4：3：3：3。

 余绍源教授答：所以照它的方去开，大多数出问题，我不是讲古人配方不好，只是我遇到患者说我吃了你的药拉肚子，后来我发现这个配方不合理，所以我地黄不敢开那么多。还有归脾汤不要用熟地黄，方歌中第三、第四句"龙眼当归十味外，若加熟地失其真"。这句很重要，我以前不了解这句话的重要性，后来临床上不知不觉加了熟地黄，以为加强了疗效，谁知道一加就不行。临床多了就知道什么药要多用，什么药要少用。

下

篇

医

论

医

话

弟子问：多唾跟口水多是不是一回事？

余绍源教授答：其实应该差不多。

弟子问：但是很多人晚上都会流口水，不一定是唾。

余绍源教授答：他不一定要唾出来，但是我觉得口水很多，也是一样的治疗。

弟子问：很多小孩晚上睡觉会流口水，口水有黄的有清的，也没有什么好的治法。

余绍源教授答：一般是清的比较多，如果是热的就有口苦口臭这些，就不会是唾液多。

第五节　变应性亚败血症的中医诊治

（源自余绍源教授撰写的文章）

变应性亚败血症是一种原因不明的发热病，临床表现为间歇性的弛张热，发热时出现多形性的斑疹，并常伴有关节痛，热退后一般情况良好。本病多用激素治疗，但仅获暂时性缓解，大多不能痊愈。

此病多见于 1~10 岁儿童，但成人，尤其是青年患者亦偶有所见。笔者曾遇 6 例儿童患者，经激素治疗无效后改用中药治疗而获愈，说明本病用中医辨证施治有良好的前景。

变应性亚败血症临床表现最大的特点是在发热时伴有一过性的多形性斑疹，因此，属中医温病"斑疹（或疹）"病的范畴。

温病过程中常常出现皮疹，轻则为疹，重则为斑，其形态、大小、色泽可呈多样，其病机是邪热侵及营血。章虚谷云："斑为阳明热毒，疹为太阴风热。"说明斑系阳明胃热，迫入血分所致；疹为肺经邪热，窜入营分，从血络外发而成。叶天士更是指出："营分受热，则血液受劫，心神不安，夜甚无寐，或斑点隐隐……"又说："斑属血者恒多，疹属气者不少。"

一、辨证分型

根据临床辨证，变应性亚败血症可分如下四型。

（一）肺热入营

【证候】间歇性弛张热，发热时出现皮疹，呈丘疹或荨麻疹样，色红或鲜红，但无斑块，同时有胸闷、咳嗽。可伴关节痛或无关节痛，舌红，苔少，脉数或数而躁疾。

【治则】宣肺泄热、凉营透泄。

【方药】栀翘汤（采自《临证指南医案》），加生地黄、玄参、牡丹皮、大青叶。

【组成】连翘12g、薄荷4g、桑皮12g、桔梗10g、栀子10g、牛蒡子8g、玄参12g、生地黄12g、牡丹皮8g、甘草5g、大青叶10g。

【方解】肺热故胸闷、咳嗽、发热，肺热入营、窜入血络故外发红疹，舌脉合参，知是邪热郁肺、迫营见疹。叶天士云："入营犹可透热转气。"故本型治疗关键在于宣肺泄热、凉营透泄。栀翘汤以连翘、桑皮、栀子清肺热，薄荷、牛子、桔梗以宣肺郁，加入生地黄、玄参、牡丹皮、大青叶等凉营泄热之品，达到治疗目的。

（二）气血（营）两燔

【证候】壮热、口渴、烦躁不安，发热时伴胸腹、面、颈及四肢红斑，或夹有疹点，色鲜红或深红，部分患者有关节肿痛现象，有时衄血，舌绛，苔黄，脉洪数。

【治则】清气凉血（营）。

【方药】化斑汤合增液汤。

【组成】犀角（水牛角代）4g、玄参10g、石膏18g、知母10g、粳米—撮、甘草5g、生地黄12g、麦冬10g。

【方解】气分邪热未解，则高热、渴饮、苔黄，营分火势燎原，故烦躁不安、舌绛；血分遭邪热播灼，故发斑色鲜、衄血；火热窜入筋脉，故关节烦疼。《黄帝内经》云："热淫于内，治以咸寒，佐以苦甘。"故以化斑汤合增液汤治疗。方以石膏，知母清阳明气分之热，犀角（水牛角代）、玄参咸寒以清营凉血解毒，再加生地黄、麦冬增强凉营养阴的作用。

（三）热入血分

【证候】在发斑疹的过程中，斑量多、分布密集，色如胭脂或紫黑，高热，体若燔炭，躁扰，甚至神志迷蒙、谵语，部分患者有吐血、衄血或便血，色鲜红或病红，舌深绛，脉沉数实或数而细。

【治则】凉血解毒。神志障碍者宜清心开窍。

【方药】犀角地黄汤加玄参、连翘、金银花。

【组成】干地黄12g、犀角（水牛角代）4g、白芍10g、牡丹皮8g、玄参10g、连翘12g、金银花12g。如有昏谵者可加安宫牛黄丸。

【方解】体若燔炭、躁扰、神志迷蒙、谵语等为热邪炽盛，内扰心神所致，斑色紫黑，更兼吐衄、便血，舌深绛等症，知为血热亢盛之候，故宜凉血解毒、清心开窍。叶天士云："入血犹恐耗血动血，直须凉血散血。"即此之谓。故以犀角地黄汤加玄参、连翘、金银花增强凉血解毒之效。

（四）热痹型

【证候】发热，游走性多关节肿痛，出现稀疏的皮疹，热退疹消，部分患者长期反复发病后转为慢性多发性关节炎，口渴、溺赤、舌质红、苔黄滑腻，脉滑数或弦数。

【治则】清热解毒，化湿通络。

【方药】白虎汤加忍冬、桑枝、走马胎。

【组成】石膏18g、知母10g、粳米一撮、甘草5g、忍冬12g、桑枝18g、走马胎10g。

【方解】本型皮疹较轻，而以关节炎为主，且热退后关节炎的症状反复存在。故辨证应以"热痹"论治。白虎汤清热解毒，加忍冬、桑枝、走马胎等化湿通络。

二、讨论

（1）变应性亚败血症患者几乎都有不同程度的皮疹出现，舍此则不成为变应性亚败血症。故在病程中皮疹是必见之症，轻则为疹，重则为斑。叶天士云："斑疹宜见而不宜多见。"章虚谷亦云："热闭营中、故多成斑疹……不见则邪闭，故宜见，多见则邪重，故不宜多。"

（2）变应性亚败血症部分患者亦有一般败血症的血分见证，如吐血、衄血或便血，多见于重证病例，此种患者，多夹斑带疹，或单纯发斑，总属热入血分或气血（营）两燔所致。

（3）大抵斑疹之出其形以浮松荣润为佳，以紧束干晦为凶。其色以淡红为轻，深红血热，红艳如胭脂色为血热之甚，紫色更甚，黑为热极。

（4）变应性亚败血症的皮疹具多形性。同一患者，在整个病程中，每次出疹形可以不同，故须临症时随证施治。大抵由斑转疹者轻，病势向愈；由疹变斑则病势转重。其热在营者，于清营泄热中莫忘透热转气；热在血分者，切莫耗血动血，宜凉血散血；气血（营）两燔，又宜气血（营）两清、泄卫透营，两和可也。

（5）在病程中，斑疹每随发热而出，热退则隐，故在发热出疹时必须按斑疹辨证，在不发热期间又宜按具体症候施治。

（6）有谓本病斑疹乃一过性者，认为纵令不服中药亦可自然消隐，其实不然。证之临床，用激素治疗者，常难根治，而中医按斑疹辨证，大都能获愈，说明祖国医学的清营泄热、透热转气、清热解毒、凉血散血等理论和方药有其独特的作用。何况本病至今原因不明，故中医治疗的取效确实值得探讨。

（7）本病大多可见间歇性弛张热及皮疹，临床上虽常见反复高热、疹斑，但间歇期一般情况良好，故少见因本病直接致死。理论上疹斑的发出是邪气外泄之象，故不死者多，所以叶天士指出："发出宜神情清爽，为外解里和之意。"但亦要注意，如出现神经系统受损害，斑疹出而神志障碍、甚至昏迷者为凶险之候。故叶氏又云："如斑疹出而昏者，正不胜邪、内陷为患，或胃津内涸之故。"章虚谷说："既出而反神昏，则正不胜邪而死矣。"临床上迷蒙、谵语者有之，而昏迷者少见。

（8）临床上以关节炎症状为主者，应从热痹论治（寒痹者绝少见）。

（9）本病绝大多数疹随热现，热随疹退，但亦有部分患者斑疹出而热不退者，此时应按叶天士所说"若斑出热不解者，胃津亡也，主以甘寒，重则如玉女煎，轻者如梨皮、蔗浆之类"，甘寒养津，"急急救阴为要"。如果其人肾水素亏，舌质绛而枯萎，则又宜"甘寒之中加入咸寒（如玄参、知母，龟板、阿胶之类）务在先安未受邪之地（下焦），恐其陷入易易耳"（括号内之说明为笔者所加）。

三、典型病例

例1．吴某，男，8岁。因半年来间歇发热10次之多，发热时伴皮疹，皮疹多形性，每次各异。曾在其他两大医院住院治疗，均诊为"变应性亚败血症"，用激素治疗，只能控制高热于一时，故发病未尝间断，此次患儿父母要求用中药治疗。本次于入院前2日复见发热，上午稍低，午后入夜高热（最高达 40℃），早上出现皮疹，为麻疹样，鲜红，遍布头、颈、躯干及四肢，胸闷，咳嗽，烦扰，轻度关节酸痛，舌绛，苔黄，脉滑数。

【诊断】变应性亚败血症（肺热迫营）。

【方药组成】栀翘汤加味，药用连翘、薄荷、桑白皮、桔梗、栀子、牛蒡子、生地黄、玄参、牡丹皮、甘草、大青叶。

每日2剂，第3日后热退疹消，用前方随症加减治疗，住院2个月余未复发，出院后2年亦未见再发。

例2．王某，男，15岁。因近2个月来间歇发热8次，以"发热原因待查"入院。父母代诉，前两次发热每次约4~5日，呈弛张型，其中1次发热时四肢曾出现细碎红疹，但很快消失，当地医院未明确诊断，谓可能"风疹或皮肤过敏"。此次发热已3日，此次发热第1日亦出现过皮肤斑疹，亦于数小时后消失，入院2个多月后，曾多次出现间歇性弛张热，发热时伴皮疹，呈丘疹或荨麻疹样，或斑点状，有时持续数小时，有时存在数日之久。检查白细胞中度增高，血沉加速，细菌血培养多次均为阴性，遂诊为变应性亚败血症，用激素治疗，但仅暂时症状缓解，未能控制复发。1个月后，于一次发热时突然大便下血鲜红，夹有块状猪血样便，量约300mL，高热达41℃，烦躁不安，神志迷蒙，颈、躯干及四肢出现片状斑块，色紫黑而鲜亮，舌深绛，苔少，脉沉数实。即停用激素，给予补液、输血，并改用中药治疗。

【诊断】变应性亚败血症（热入血分，内扰神明）。

【治则】凉血解毒、清心开窍。

【方药组成】犀角地黄汤加连翘、金银花、玄参。送服安宫牛黄丸半丸。

犀角（水牛角代）4g、干地黄12g、白芍10g、牡丹皮8g、玄参10g、连翘10g、金银花12g。

以上汤药，每日2次，药后便血渐止，热渐退，神已清，斑疹由紫黑转红，逐渐变浅淡。病有转机，毋庸更方，遂依前法，继服1周，之后各症均愈。观察2个月，未有复发，遂令出院，至今一如常人。

第六节 从《伤寒论》烦躁症谈火证的转归和预后

（源自余绍源教授撰写的文章）

一、用烦躁判断火的真、假，及其转归和预后

烦躁为临床常见症状，但易为医者所忽视。笔者温习《伤寒论》烦躁症，发现它具广泛的内容和重要的临床意义，特别在疾病生死攸关的时候，有判断疾病转归和预后的意义。

如《医宗金鉴》曰："烦，心烦也。躁，身躁也。身之反复颠倒，则谓之躁无宁时，三阴死证也。心之反复颠倒，则谓之懊恼，三阳热证也。"特烦为真火，躁为假火之故耳。

二、为什么用烦躁一症能判断火证的转归和预后

（一）烦躁是火证必然症状，是真火，假火的突出表现

1. 烦为真火

热证，火证也。病位于阳，阳实阴虚。烦，从火，从心。是患者自觉心中闷乱愤郁不能抒发的感觉，患者可以自诉。如《伤寒论》中（后文所引为伤寒论原文者，不再标明）"阳明病，不吐不下，心烦者，可与调胃承气汤"为热与粪结、里实之烦；又如半表半里证"伤寒五六日中风往来寒热……心烦喜呕，或胸中烦而不呕……"为半表半里之烦。俱为真火。

2. 躁为假火

病位于阴，阴实阳虚。躁，从足，是不自觉的肢体活动，如循衣摸床、撮空理线之类动作，患者不能自诉，只能由医者观察发现。其病

理是阴实阳虚，阴盛阳衰，或阴盛迫阳，或残阳挣扎水极似火也。绝非一般阴虚内热之火，为假火也。经云"阴躁者是也"。多出现在病情危重之时，千钧一发之际，回光返照之候也。如"少阴病，四逆恶寒而身倦，脉不至，不烦而躁者，死""伤寒，发热，下利厥逆，躁不得卧者，死"。

（二）烦躁症的轻重变化和病情轻重变化一般成正比

故烦躁之微甚，即真火、假火之微甚。

1. 烦症

如同是火热之邪蕴郁胸膈的栀子豉汤证，其轻者，心烦不得眠；其重者，必反复颠倒，心中懊恢，从心烦发展为懊恢，为火证进一步加重。又如同是里实可下之证，调胃承气汤证仅心中烦，而大承气汤证则心中懊恢而烦，显然是火热的进一步加重。

2. 躁症

同是假火，如干姜附子汤证为"昼日烦躁不得眠"但"夜而安静"有间歇也；茯苓四逆汤证则"昼夜烦躁，无暂安时"比之更重。

（三）烦躁一症是病理过程中阴阳偏胜、相互制约和转化的结果

烦躁症是火证在临床中的典型症状，其产生、发展和转归基本上反映了阴阳在人体生理病理中的转归。

刘完素在《河间六书》中指出："躁扰躁动，烦热扰乱不宁，火之体也。"朱肱《活人书》："大抵阴气少，阳气胜则热而烦，故太阳经伤风多烦而躁。阳虚阴胜亦发烦躁，阳气弱为阴所乘而躁，故少阴病亦烦躁。"说明阳气胜则烦，阴气胜则躁，阴阳互争和胜复而烦躁互见，错杂而出现。陶华《伤寒六书》："伤寒烦躁，则有阴阳虚实之别。心热则烦，阳实阴虚；肾热则躁，阴实阳虚。"说明烦躁一症是阴阳虚实的病理变化结果，因此从烦躁可以了解阴阳虚实变化。

王肯堂在《证治准绳》中更明确指出："盖烦者，心中烦，胸中烦，为内热也；躁者，身体手足躁扰，或裸体不欲近衣，或欲在井中，为外热也。内热者，有本之热，故多属热；外热者，多为无根之火，故

属寒。"很精辟地论证了"烦为真火，躁为假火"。

以上诸家指出"烦，真火也；躁，假火也"。从烦躁症，可以判断人体阴阳、水火、寒热、虚实的错综复杂变化。

（四）烦躁一症在火证中是纲领性的辨证关键

烦躁症是火证的辨证关键，而在火证病程中其他症状都是伴随的，它们能起鉴别火的性质、程度、处所等作用，但并不能决定火的有无。故舍烦躁而论火，无火可言；舍烦躁而治火，非其治也。

如同是火热未尽之栀子豉汤证，如兼有"腹满、卧起不安"则又变为邪热留于胸腹间之栀子厚朴汤证了。又如阳明病心烦者可予调胃承气汤，如进一步发展为腹满痛，则直须大承气汤攻下矣。以上说明烦躁是火证的必然表现，而临床上必须考虑其他兼证而后作出最后正确诊断，但这些兼证仅起鉴别火的性质、程度、部位的作用，如果舍去烦躁一症，则就谈不上火证了。

三、怎样从烦躁判断火证的转归及其预后

（一）"烦"病位于阳，内热也，真火也，为有根之火

临症时，但见一"烦"字，不论何处火，何种火，火之大小如何，均属阳证，为易治之病，预后良好。

1. 初病不烦，而后烦者，如外感病，为邪热传经所致

如"伤寒一日，太阳受之，脉若静者为不传，颇欲呕，若躁烦，脉数急者，当传也"。

2. 患者正气强盛，精气内充，则正气有抗邪外出的可能，此时可出现烦的现象

如脉象浮应，则为汗出而解之兆。如"微数之脉，慎不可灸，……名为火逆也。欲自解者，必当先烦，烦乃汗出而解，何以知之？脉浮，故知汗出而解"。成无己曰："烦，热也，邪气还表则为烦热，汗出而解，以脉浮，故为邪还表也。"柯韵伯更告诫医者："见其烦必当待其有汗，勿速妄投汤剂也。"

3. 阴寒之证，如阳气回复，时时自烦，佳兆也，为可治之候

如"少阴病，恶寒而倦，时自烦，欲去衣被者，可治"。

（二）凡火证，烦、躁并见，为阳与阴争，阴阳拮抗也，阴阳互有偏胜，此时可以是真火，可以是假火

就轻重言，烦甚于躁，真火也；躁甚于烦，假火也。就转归言，从烦变躁，病入阴也，为恶化之征；从躁转烦，病出阳也，为向愈之兆。但无论如何，烦、躁并见，说明阴阳俱在，还在双方相互争搏阶段，而未至一方泯灭的程度，故主不死。

1. 烦甚于躁

阳盛之火也，易治，预后较好。如"太阳中风，脉浮紧，发热恶寒，身疼痛，不汗出而烦躁者，大青龙汤主之"，为表寒外束，里有郁热之烦躁，发汗兼清里热则可。

2. 躁甚于烦

阴盛阳衰，假火也，难治，预后较差。如"下之后，复发汗，昼日烦躁不得眠，夜而静……不呕不渴，无表证，脉沉微，身无大热"为阳气大虚、阴寒独盛的烦躁症，以躁为主，险象也，宜急以干姜附子汤回复将散之阳气。又如"发汗，若下之，病仍不解，烦躁者"为阴阳俱虚、躁甚于烦也，宜投茯苓四逆汤扶阳救阴为是。

3. 烦躁并见

如不属阴盛阳亡者，虽烦躁欲死，亦非死证。如"少阴病，吐利，手足逆冷，烦躁欲死者，吴茱萸汤主之"。本证阴邪虽盛，而阳气尚能与阴邪剧争，而不是阴盛阳亡，故可借吴茱萸汤温降肝胃，泄浊通阳。

（三）火证之死候

1. 火证之烦躁见症

如发展到龙雷之火不藏的阶段，此时阴邪猖獗，阳气竭绝；或阴盛阳衰，内外皆寒；或阴阳离决。其烦躁是残阳挣扎，如缕缕轻烟，游荡飘忽于无所依附之人身躯壳，即将倏然熄灭矣。其时患者必有神经系统受损的症状，神志亦障碍矣。如循衣摸床、撮空理线者有之，欲坐井中

者有之，躁不得卧者有之，这些都是回光返照之候，未几则阴阳失守，其人死矣。

（1）阴邪猖獗，阳气竭绝。

如"少阴病，烦躁吐利，四逆者，死"。本证与吴茱萸汤证不同，后者是先吐利逆冷而后烦躁欲死，阳气尚足与阴邪相争，所以可治，本证先烦躁后四逆是阳气已绝，故不治。

（2）阴阳离决。

如"少阴病，脉微细沉，但欲卧，汗出不烦，自欲吐，至五六日自利，复烦躁，不得卧寐者死"。少阴病，一派阴寒之象，汗出不烦，为阳从外脱，无力与阴邪抗争，残阳将灭，更兼延误五六日，病势入深，前欲吐，今且利矣；前不烦，今且躁矣；前欲卧，今不得卧寐矣。阳虚已脱，阴盛转加，其人死矣。

（3）阴盛阳衰，内外皆寒。

如"伤寒六七日，脉微，手足厥冷，烦躁灸厥阴，厥不还者，死"。脉微，手足厥冷，不应有烦躁，今突然出现烦躁，乃虚阳上扰而生烦，阴邪盛极而生躁，一派阴霾之象，此时急急灸厥阴之章门、行间穴，以挽救垂绝之阳，尚祈一线之望，奈何厥不还，其人死矣。

2. 独躁不烦——火证之大忌，必死

《伤寒明理论》指出："躁为愤躁之躁，躁，阴也，有不烦而躁者，如怫怫然便作躁闷，此为阴盛格阳也，虽大躁欲卧于泥水中，但饮水不得入口者，是矣。"凡是见到但躁不烦的，多属纯阴无阳的死候。

（1）阴盛格阳。

如"伤寒脉微而厥，至七八日肤冷，其人躁，无暂安时者，为脏厥"。脉微，阳气衰矣；手足厥冷，阴寒盛矣，至七八日周身皆冷，躁扰不安，无一刻之安宁，为阴盛于内，格阳于外，浮泛之阳已无可依附，病至此，则面临绝境矣。

（2）阴极阳脱。

如"伤寒，发热，下利厥逆，躁不得卧者，死"。厥阴发热，如下利自止，为阳回佳兆，现患者虽有发热，但下利仍不止，四肢仍厥冷，可知并非阳回之象，而是阴盛于内，格阳于外的假象，更兼躁不得卧，病势较通脉四逆证尤重，说明阴极而虚阳受迫，阳气将绝，完全暴露于外，行将脱越之兆，故必死。本证但躁不得卧，而干姜附子汤证为烦躁并见不得卧，故本证必死，而后者不死也。

（3）独阴无阳。

如"少阴病，四逆，恶寒而身倦，脉不至，不烦而躁者，死"。程郊倩曰："诸阴邪俱见而脉又不至，阳光绝矣。不烦而躁，阴无阳附，亦且尽也。经曰：阴气者，静则藏，躁则消亡。盖独躁则阴藏之神外亡也，亡则死矣。"

四、讨论

烦躁一症可以作为火证的判断指标，因烦躁是火证的必然症状。烦为真火，躁为假火。而烦躁的轻重程度与火证的轻重是成正比的平行关系。烦躁是阴阳偏胜的结果，也是火证的产生、发展和转归的结果，故烦躁症是火证的纲领性辨证关键。

在如何判断火证的转归和预后方面，烦属阳，真火也，易治，预后良好；躁属阴，假火也，难治。烦、躁并见，为阴阳拮抗，相持阶段，阴阳俱在，并非死候。大抵从烦变躁，病势入深，恶化之征；从躁转烦，病势好转，向愈之兆。一般躁甚于烦者多重证，为阴盛阳衰所致，如发展为但躁不烦，病情恶化，濒临危殆。

第七节　　温热病邪与血瘀

（源自余绍源教授撰写的文章）

一、前言

"瘀血"这个名词为古代习惯沿用，但按中医对疾病的概念的原则应含有它的病理机制，故而定名为"血瘀"更觉恰当。这与其他病证如"气郁""血虚""阳盛"等更相对应。

对机体来说，血瘀是个病理产物，因而亦是继发性疾病的病因，热邪则是血瘀常见病因之一。《金匮要略·肺痿肺痈咳嗽上气病脉证治》篇说："热之所过，血为之凝滞。"王清任在《医林改错》中亦明确指出："血受热则煎熬成块。"由于热的煎灼，血变浓稠，甚至凝结成块，遂至血行不利或竟堵塞不通，或由于热损血络，血离常道而溢出，两种病机均成血瘀。正是由于"六气入里俱从火化"，故可推论六淫外邪致病均有致瘀的可能，这就足见临床热邪致瘀的确颇为常见。

本文试论热邪与血瘀关系，其中侧重探讨温病与血瘀的关系，也许对温病的辨证与施治有积极的意义。

二、热邪与血瘀

外感六淫化热入里，血为热所搏结而不行，蓄于下焦致瘀，则为蓄血证。《伤寒论》提到"患者无表里证，发热七八日，虽脉浮数者，可下之。假令下已，脉数不解，合热则消谷善饥，至六七日，不大便者，有瘀血，宜抵当汤"。《伤寒明理论》以为瘀血证多属里热证，故用抵当汤泄里热，破血瘀。又有热邪伤及阴分，亦易成血瘀证。《伤寒论》中说："……其人发狂者，以热在下焦。少腹当硬满，小便自利者，下血乃愈……抵当汤主之。""太阳病,身黄,脉沉结,少腹硬,……小便自利,其人如狂者,血证谛也,抵当汤主之。""伤寒有热,少腹满,应小便不利,今反利者,为有血也……"钱潢在《伤寒溯源论》中认为"热在阴分血分,无伤于阳分气分,则三焦之气化仍得运行,故小便自利也"。总之,蓄血证属于热证、实证、里证,所以,用抵当汤这种攻破剂。又如《金匮要略·妇人杂病脉证并治》篇:"妇人中风,七八日续来寒热,发作有时,经水适断,此为热入血室,其血必结,故使如疟状,发作有时,小柴胡汤主之。"载述了妇人中风,经七八日的寒热,经水适断,热无出路,与血搏结成瘀的情况,故后世医家多在本方中加入赤芍、牡丹皮、桃仁等活血破瘀,清热与活血并用。

至于外科的疮肿痈脓,更是由热致瘀的明证。《血证论》云"疮者,……总是凝聚其血而成,初期总宜散之""脓者血之变也……血滞气则凝结为用,气蒸血则腐化成脓"。治疗大法是"消瘀则脓自不生",即用破血祛瘀、消滞散结的方药。如外科名方仙方活命饮就用了乳香、没药、当归尾、赤芍、红花等药物。此外,比较熟悉的例子是《金匮要略·疮痈肠痈浸淫病脉证并治》篇:"肠痈者,少腹肿痞,按之即痛如淋,小便自调,时时发热,自汗出,变恶寒,其脉迟紧者,脓未成,可下之。脉洪数者,脓已成,不可下也。大黄牡丹汤主之。"方中牡丹皮、桃仁破血逐瘀,大黄、芒硝、冬瓜仁泄热泻下,则瘀热均解。唐容川注曰:"其脓未成则是血积,故可下之。"言简意赅,为由热致瘀作了精辟注释。

如前言所述,血瘀既是个病理产物,又是个继发性疾病的病因,故由热致瘀,反过来由瘀也可致热,这在临床中屡见不鲜,两者可以互为因果。如《金匮要略·吐衄下血胸满瘀血病脉证治篇》:"病者如热状,烦满,口干燥而渴,其脉反无热,此为阴伏,是瘀血也,当下之。"是瘀血化热证,宜桃核承气、抵当汤、抵当丸之类破瘀活血,其热自退。而《灵枢·痈疽篇》中更明确地指出:"营血潴留于经脉之中,则血泣而不行,不行则卫气从之而不通,壅遏而不得行,故热。"

由于气滞血瘀，壅遏不行，营卫不和而发热也。

三、温病与血瘀

温病就其发展过程来说，是"卫之后方言气，营之后方言血"，因而温病的最终阶段无疑是热入血分。温病作为一门学科，在叶天士提出卫气营血学说后有了新的飞跃，对温病的辨证论治很有指导意义。他指出"入血就恐耗血动血""直须凉血、散血"。发前人所未发，开温病与血瘀理论之先河。须知温病入营，已是入血之初，尚未成血瘀或仅为血瘀初期。但当邪热深入，进入血分，就引起耗血动血的病理变化，给脏腑、经络造成严重的病理损害。所谓耗血动血，即热毒炽盛，血络损伤，迫血妄行，溢出脉外，导致呕血、吐血、衄血、便血、尿血或者斑疹；血热相搏，煎熬凝结，脉络广泛瘀结，以致营运障碍、气血阻滞，瘀热交结，而伤及心神，于是出现舌深绛或紫绛，以及神识障碍诸症，狂躁、谵语、昏迷等入营血分症状，亦是血瘀证的常见症候。

出血与血瘀是互因的，如《金匮要略》中提到"问曰：妇人年五十，所病下利（血）数十日不止……何也？师曰：此病属带下……曾经半产，瘀血在少腹不去"。又有"妇人宿有癥病……所以血不止者，其癥不去故也"。宋·朱肱《活人书》中述"内有瘀积故吐血也"。此皆由耗血而致动血，即由血瘀致出血。《血证论》中说"吐衄便漏，其血无不离经……既是离经之血……亦是瘀血。既是离经之血，虽清血鲜血，也是瘀血"。王肯堂在《证治准绳》中述"血溢、血泄……其始也，予率以桃仁、大黄行血破瘀之剂，折其锐气"。此皆由动血而致耗血，即由出血所致血瘀。由此证实温病入血分即为温邪致瘀的阶段。

"凉血""散血"两大法是治疗温病入血致瘀的关键性法则。所谓凉血，即凉血清热，为针对动血之治；所谓散血，即活血祛瘀，为针对耗血之治。但动血与耗血常常互因，故临床上凉血清热与活血祛瘀常联合使用。薛生白撰《温热病篇》指出："湿热证，上下失血或汗血，毒邪深入营分，走窜欲泄，宜大剂犀角、生地黄、赤芍、丹皮、连翘、

脾
胃
余
论

——名中医余绍源教授临床解惑录

紫草、茜根、银花等味。"上证是热入血分、热盛动血并瘀，故有牡丹皮、茜根、赤芍活血行瘀。王孟英认为："丹皮虽凉血而气香走泄能发汗，唯血热而瘀者宜之。"又"湿热证，七八日，口不渴，声不出，与饮食亦不却，默默不语，神识昏迷，进辛香凉泄，芳香通秽俱不效，此邪入厥阴，主客浑受，宜仿吴又可三甲散，醉地鳖虫、醋炒鳖甲、土炒山甲、生僵蚕、柴胡、桃仁泥等味"。说明温病热邪深入血分致瘀是一般规律，可以从其他温病著述中证实。如《温病条辨》："热邪入血，时欲漱口，不欲咽，大便黑而易者，有瘀血也，犀角地黄汤主之。"其方中赤芍、牡丹皮活血破瘀，合犀角、地黄之凉血清热，秉"直须散血、凉血"之旨也。

综合上面温病与血瘀的问题，可以认为：温病入营分实质上是入血分之初期，外症无出血及血瘀的表现；所谓入血，即外症有出血及血瘀的表现。温病入营血过程就是温病致瘀的过程，两者不外轻重、浅深不同而已，故临床上营血分的界限很难截然分开，医者可察其有出血症者为入血分之特征，而营分之瘀，医者不能察之耳。故治之之法，直须凉血散血，舍活血祛瘀，焉复何求？

下篇 医论医话

177

第八节　谈谈七怪脉

（源自余绍源教授撰写的文章）

七怪脉又称七绝脉。在祖国医学文献中，医者一向认为，每当这些脉象出现，患者就无药可救，必死无疑。

但随着科学技术的不断发展，到了今天，人们对脉象的认识不断提高，七怪脉的实质问题，更值得我们探讨，否则因循守旧，这七怪脉就会一直"怪"下去，终究是不可思议的事情。下面谈谈对七怪脉的认识。

一、七怪脉的由来

中医二十八脉，除结脉、促脉、代脉外，其余都是心律整齐的脉象。结脉、促脉、代脉是比较简单，容易理解的心律不整齐的脉象。由于古人所处时代的条件所限，对其他的心律失常他们则认为是难以理解的，不可思议的，离奇怪异的，从而把结脉、促脉、代脉以外的心律失常统称为七怪脉。因此，七怪脉就是心律不整齐的心律失常脉象。

二、判七怪脉死刑的原因

既然是七怪脉，则是非常脉象，预示发生了异乎寻常的病变。那么，为什么由"怪"而"绝"？事实是，古人在研究这些怪脉的临床过程中，观察了其发生和衍变过程，其中绝大部分患者是病情危笃的，之后几乎都死去了，因此古人认为这七种怪脉就是绝脉，那是在大量临床资料的总结和分析的基础上得出的经验。

三、七怪脉与心电图

七怪脉既然是心律不规则的心律失常，那么绝大部分都可以在心电图中反映出来。

（一）雀啄脉

脉在筋肉间，连连急数，三五不调，就好象乌雀啄食，连连啄动，止而又作。用心电图描记，则是频发性期前收缩，可为房性，可为室性。出现这种脉象有两种情况：一是功能性（神经性）的，由于自主神经不稳定，健康人也可出现，无心肌病变。二是心脏有较严重器质性病变，尤其是表现为多源性期前收缩，或期前收缩形成二联律、三联律时，这种情况多见于冠心病，心力衰竭，心肌炎，甲亢性心脏病，洋地黄、奎尼丁、锑剂中毒，低血钾及心脏手术后。

（二）屋漏脉

脉在筋肉间，如屋满残滴，半时一落，溅起无力，脉搏很慢，每分钟在40次以下。这种脉象出现在第三度房室传导阻滞时，是十分严重的情况，很容易发生急性心源性脑缺血综合征。患者可能突然眩晕、昏厥，甚至抽搐，如抢救不及时，很快就会死亡。

（三）解索脉

脉在筋肉之上，乍疏乍密，乱如解索。这是一种时快时慢、杂乱无章的脉象，见于以下几种情况。

1. **游走性心律不齐**

多见于风湿性心肌炎及冠状动脉粥样硬化性心脏病。

2. **心房颤动**

脉律不整，强弱不等，可发生于正常人（特别是青年人暂发性、阵发性房颤者）。

3. **阵发性室性心动过速**

大多数为器质性心脏病引起，以冠心病最常见，高血压性心脏病及主动脉瓣病次之，也可由洋地黄、锑、奎尼丁中毒，高血钾症、低血钾症等引起。阵发性室性心动过速有重要的临床意义，因其往往会发展为心室纤颤引起死亡。

（四）虾游脉

脉象如虾游冉冉，突然一跃，是在整齐脉律的基础上，出现弱于正常的额外搏动，这额外的搏动与前一搏动间距短，与后一搏动间距长。在心电图上的表现就是偶发性期前收缩，包括房性及室性期前收缩，而以后者更为形象地体现虾游脉，其临床意义与雀啄脉相似。

（五）鱼翔脉

脉象本息末摇，好像鱼在水中游泳，突然一扎，无影无踪，在脉象的表现是在正常或接近正常规则的脉搏中，突然来一停止，继而复搏。见于二度房室传导阻滞的几种情况。

1. 文氏现象

激动常在房室束近侧端受到阻滞，在心电图上表现是P-R间期顺序延长，若干个P波后出现一次心室脱漏，在脉搏的表现就是脉搏顺序延慢出现，随后来一个停顿，继而复搏。

2. Mobitz型房室传阻

激动常在房室束或房室束以下受到阻滞，其心电图的表现是P-R间期固定，若干个P波后无一心室波，形成6：5至3：2等房室传导阻滞。

3. 偶发性心室波脱漏

偶然一个心房激动不能传入心室，以致该P波后无心室综合波出现，脉搏的表现是在脉律整齐的基础上，脉搏突然消失，后迅速恢复原来心率，其前后时限恰好是两个R-R间距。

以上三种鱼翔脉很像结脉、促脉、代脉，即在一系列脉搏中时有一止的现象，但前三者与后三者的区别点是，在脉搏间歇期间颈静脉有一微小的搏动，因为此时虽然心室停搏，而心房仍在搏动，这是与结脉、促脉（即窦性停搏）和代脉的鉴别地方。

（六）釜沸脉

脉在皮肤，浮数之极，如釜沸空浮，绝无根脚，在七怪脉中是最为严重的一种脉象，多是临终前的脉象。在心电图上的表现就是介于心室扑动与心室纤颤间的脉象，此时脉搏杂乱无章，如水沸于釜中，气浮于水面，紊乱急疾，毫无根底，奄奄欲绝。当这种脉象出现后，患者很快就因心脏不能有效排出血量而引起急性心源性脑缺血综合征而死亡。釜沸脉的前奏通常是雀啄脉和解索脉，即前者是后者的进一步发展。

（七）弹石脉

脉在筋肉之下，弦硬如弹石搏指，这种脉象在心电图上是无法表现出来的。古人认为是"肾经真脏脉也，不治""见此者乃肾绝"。按推测，大概是严重高血压、动脉硬化，故脉象弦硬，毫无柔和之象。

四、七怪脉的临床意义

（一）雀啄脉的临床意义

对雀啄脉，古来有两种不同的观点，一种认为"脾无谷气已绝于内"，另一种认为"见此者为肝绝"。总之，是绝症、死候。但正如上面所谈，属功能性的完全可以出现于正常健康人，属器质性的心脏疾患则多较严重，故并非全属死候。

（二）屋漏脉的临床意义

对屋漏脉，古来的观点比较一致，认为是"胃气、营卫俱绝""见此者为胃绝"。可知是一种毫无生气、奄奄一息的脉象。在临床上，当患者出现第三度房室传导阻滞时病情确是十分严重，患者常因抢救不及而死，联系到"有胃则生，无胃则死"，古人断为"胃绝"。

（三）解索脉的临床意义

对解索脉，有两种意见，一种认为"见此者为脾绝"，一种认为"肾与命门之气皆亡"。其实这两种观点都是臆断，正如前例中所谈到的，青年人阵发性房颤者，则仍属正常现象，其余均属各类型的心脏病，经过治疗有些是可以好转的。

（四）虾游脉的临床意义

对虾游脉，古人认为"见此为大肠绝"。这种论断是缺乏论据的，五脏之绝，断为死候，尚有可言；而六腑之绝，断为死候，甚为牵强，实际上其临床意义与雀啄脉相似。

（五）鱼翔脉的临床意义

对鱼翔脉，古人认为"乃三阴寒极，亡阳之候，当以死断"，另有意见是"见此者为心绝"，可见认识尚未统一。鱼翔脉的出现，在青年患者身上多为风湿性心肌炎，经治疗后是可以康复的；在老年患者身上多为冠心病（主要为心肌梗死）与高压心，多不能康复；由白喉引起者预后差。此外如病毒性心肌炎，伤寒心肌炎，洋地黄、附子、奎宁中毒，甲亢心，高血钾等情况均可出现鱼翔脉，各随其原发病因而估计其预后之顺逆。

（六）釜沸脉的临床意义

对釜沸脉，古人认为"见此者为肺绝""乃三阳热极，无阴之候，朝见夕死，夕见朝死"。这些观点，特别是后者，确实属于经验之谈，因此时心室扑动或纤颤，预示患者进入临终状态了。

（七）弹石脉的临床意义

脉来弦硬牢实，如指弹石，辟辟凑指，是一种脉管高度硬化的征象，毫无柔和软缓之象，古人一致认为是"肾经真脏脉也，不治"。临床上大多为动脉硬化的脉象，或冠心病、脑动脉硬化等病的晚期的脉象，提示肾阴匮竭、肝阳亢害的变化。

五、讨论

（1）脉象的诊断大抵从四个方面去体现，正如《重订诊家直诀》中指出："夫脉有四科，位数形势而已。位者，浮沉尺寸也；数者，迟数促结也；形者，长短、广狭、厚薄、粗细、刚柔、犹算学家之有线面体也；势者，敛舒、伸缩、进退、起伏之有盛衰也。势因形显，敛舒成形于广狭，伸缩成形于长短，进退成形于前后，起伏成形于高下，而盛衰则贯于诸势之中以为纲者也。此所谓脉之四科也。"由于脉的四科交替、错杂地出现，所以形成了八脉和七怪脉。如牢脉是沉按实大弦长，位数形势都体现出来了。而心电图在这方面就有其局限性，它只能反映"数"的方面变化，而其他"位""形""势"则难以表达出来。如弹石脉，大体是"形"与"势"的总和，与"数"的关系就不那么密切，所以无法通过心电图来表现它。从字面来看，七怪脉之名都是极其生动形象的事物，如雀啄、鱼翔、釜沸……但我们认为在形象中，它们都含有"数"的因素，所以能通过心电图来解释它们。

（2）脉贵有神，即为脉来柔和，带冲和之象的意思，换句话说，就是心律整齐的含义。而一切紊乱的脉（心律不齐）都有失神的成分。古人认为，脉为血之府，心主血而藏神，心神健旺则脉来心有神。用现代医学解释则是：血管是血液运行的通道，心脏是血液循环的主要器官，血管、心脏正常，心律就整齐，否则就心律失常。因此，七怪脉的产生，绝大部分是心脏、血管本身器质性疾病或传导障碍形成的，既然如此，七怪脉是无神脉就容易理解了。

（3）古人认为脉须有根。根者，尺脉沉取应指有力，乃肾气所生长。《脉诀》言："寸关无，尺犹不绝；如此之流，何忧殒灭！"是指尺脉有根为鉴别死生要诀，在七怪脉中，釜沸脉为无根之脉，此时心室扑动或纤颤，为无效的收缩，血不能正常运行，自然尺脉沉取应指无力，故主死。

（4）脉以胃气为本。《素问·平人气象论》说："有胃则生，无胃则死。"何谓胃气？《灵枢·终始篇》指出："邪气来也紧而疾，谷气来也徐而和。"平人脉象不浮不沉，不急不疾，从容和缓，节律一致就是有胃气。在病脉中，但见冲和之象，便是有胃气。因此古人认为节律不一致的脉，基本上是胃气已衰，加上七怪脉脉律不整更为复杂，所以断为胃气已失或胃气全无，故必死。如第三度房室传导阻滞之屋漏脉及另一种毫无从容和缓之象的弹石脉，都是无胃气的脉，故主死。

六、七怪脉的预后

综合以上讨论，可知七怪脉绝大部分是心律不齐的心律失常脉，而

脾
胃
余
论

——名中医余绍源教授临床解惑录

其中绝大多数又是心脏的器质性疾病造成的，少数是功能性的，故从病因来说，绝大多数是严重的。从预后上看，绝大部分是难以康复的，所以七怪脉的出现预示疾病已发展到了较为严重的阶段。具体地说，七怪脉中除上述某些功能性脉象外，就其器质性疾患而言，可以得出结论：弹石脉、鱼翔脉为吉凶各半，雀啄脉、虾游脉、解索脉乃凶多吉少，而屋漏脉、釜沸脉是凶危立见的脉象。

附 录

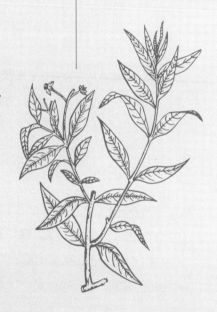

附录一

"痞"证别论

痞者,闭也,闭塞不通也。患者自觉有闷塞、郁满、上顶、下坠、急迫、窜逆、饱胀等感觉,或有形或无形之征。有痞块与痞满之别。痞块者,伤于饮食,脾胃亏损,邪积腹中,阻塞气道,气不宣通,而与痰食相搏,遂结成块,伏于皮里腹内,故有形;痞满者,因气道运行失调,或停滞,或阻塞,或不循常道,气不得顺畅,阻满而无实质可指,故无形。

一、正名

《黄帝内经》载有积气、疝瘕、伏梁、息积等类似"痞块"的专论。《难经·五十六难》称"积"是五脏所生,"聚"是六腑所成。并将五积——肥气、伏梁、痞气、息贲、奔豚归属五脏。《金匮·五脏风寒积聚》篇重复上述意见。《中藏经》引出癥瘕与积聚并列,并认为癥是血病,瘕是气病。积有五、聚有六,癥有十二、瘕有八。《医学入门》认为积聚癥瘕乃同一病。《古今医鉴》则认为积因伤食、瘕是血生,痞原伤气、癖则伤神。并认为疝癖本因邪气积聚而生。

总之,古今医籍将痞块统属于癥瘕积聚疝癖诸证,而专列痞满,并精细论述者少,以致造成辨证混乱,治疗差谬,用药粗滥,贻误匪浅,故本文专论痞满。

二、辨异

痞满不同于一般癥瘕积聚，它是患者的自我感觉，视其气（包括正气与邪气）停滞、阻塞、充斥、逆乱的部位、程度、方向的差异而有不同的见症。痞满自始至终无坚硬不移、按之应手、可触及实体的有形之物，此与癥积之别也；痞满虽时有散聚，但疼痛极少，自与瘕聚有异也。换言之，痞满是无形气机的逆乱，癥积是有形病理变化的形迹，瘕聚是有形气体的散聚。故癥瘕积聚均有病形，痞满则无，如患者不诉，则医家莫能察也。

三、病机

导致痞满证的阻塞不通，只有管道性器官才可以发生，一般实质性器官（无管道）绝无痞满症，因此，五脏无痞满，仅六腑独有之。《素问·五脏别论》："五脏者，藏精气而不泻也，故虽满而不能实。六腑者，传化物而不藏，故实而不能满也。"盖六腑如盛物之器，故脏腑亦称脏器，由于六腑"受五脏浊气，名曰传化之府，此不能久留，输泻者也"的功能，所以六腑气机失调，造成气运方面的病变，临床上就产生了痞满证。

四、辨证

痞满的见症诸多，患者主诉满、闷、顶、胀、塞、阻、滞、坠等感觉，这些感觉可伴随出现于嗳气、呃逆、呕吐、反胃、噎膈、便秘、腹泻、郁证、臌胀诸门中。值得注意的是，痞满虽可在胃脘痛、腹痛中出现，但前者以患者各种不适为主，痛绝少，而后两者则以痛为首要感觉，临床上辨证粗滥就在于将痞满纳入胃脘痛或腹痛论治。

痞满常见于消化系统疾病，如慢性胃炎、消化性溃疡、幽门梗阻、胃肠神经官能症，以及各种慢性结肠炎、结肠激惹征、胆囊炎、胆石症等各种原因导致的鼓肠等疾病的初期或病程某个阶段。

痞满为气病，与痰、食、血相关自不待言，但却与积块无缘。《难经·五十六难》："……脾之积名曰痞气，在胃脘，腹大如盘，久不愈，令人四肢不收发黄疸，饮食不归肌肤。"（似左叶肝癌）是指腹腔各种肿瘤，故痞气即痞块，与痞满不同。必须指出的是，《难经》以五积配五脏，并命名为肥气、伏梁、痞气、息贲、奔豚，与解剖病理不符，牵强附会，无实用意义。

五、论治

痞满总由气运失常，故治痞满不外治气。逆者抑之，滞者疏之，寒者温之，热者泄之，陷者升之，虚者补之，郁者解之，乱者平之，浊者化之，秘者通之。另有兼夹者，则视其所有而调节之。

（一）主证

1. 气逆

【病机】气机升降失常，气上逆不顺，以胃气上逆多见。

【脉证】胸膈痞闷，胃脘顶胀至喉，如物梗阻感觉，甚则吞咽困难。舌苔薄白，脉弦。常伴呃逆、嗳气、恶心、呕吐、噎膈出现。临床上常见于食道炎，食管贲门失弛症，食道癌早期，十二指肠球部溃疡，幽门管溃疡引起的幽门梗阻或癔症性呃逆。

【治则】降气镇逆。

【方药】旋覆花代赭石汤，五磨饮子。

2. 气滞

【病机】情志不舒，饮食失调，或感受外邪引起胃、肠、胆道气机阻滞，运行不畅。

【脉证】脘腹胀闷、痞满不适、纳减、嗳气频繁、肠鸣矢气、大便不畅，上述症状时轻时重，可随精神情绪变化增减。可见于慢性胃炎，慢性胆囊炎，结肠激惹征及慢性便秘。

【治则】行气散滞。

【方药】金铃子散，半夏厚朴汤，四七汤。

3. 气寒

【病机】气为寒滞，凝阻不行，或行而迟缓。

【脉证】脘腹胀满、并觉脘腹发冷，需加温盖被或热敷熨帖，大便秘结难下，得暖气或矢气则胀满减。舌质淡，苔白润，脉迟或细沉。可见于十二指肠球部溃疡，慢性萎缩性胃炎及老年性便秘。

【治则】温散祛寒

【方药】枳实理中丸，良附丸，暖肝煎。

4. 气热

【病机】气有余便是火，火性炎上。

【脉证】胃脘痞满，有烧灼感，常伴泛酸、嘈杂、呕吐、呃逆、口臭心烦，渴喜冷饮，口干口苦。舌红，苔黄，脉弦或数。可见于消化性溃疡，其中以胃溃疡活动期、慢性糜烂性胃炎、胃泌素瘤多见。

【治则】泻热和胃

【方药】化肝煎合左金丸，黄连温胆汤，丹栀逍遥散。

5. 气陷

【病机】久病失养，大病亏损，或误下失治，中气受挫，气虚失运，提摄无权。

【脉证】脘腹胀坠，少气倦怠，神疲乏力，头目昏花，纳差，甚则便溏、脱肛、失血。舌淡，苔白，脉虚弱或迟缓。可见于胃下垂，上消化道出血后。

【治则】益气升提。

【方药】补中益气汤。若自觉痞满而外无腹胀之形者，又当以甘治之，宜黄芪建中汤。

6. 气虚

【病机】由于久病、年老体弱、饮食失调所致胃气不足，受纳力减，运化力差。

【脉证】胃脘胀闷，似胀非胀，似痛非痛，进食后尤甚，饮食稍多或不慎则加剧。舌淡，脉虚无力。可见于慢性浅表性或萎缩性胃炎，胃下垂。

【治则】补气健脾。

【方药】香砂六君子汤，参苓白术散。

7. 气郁

【病机】情志不舒，精神抑郁，气分郁结。

【脉证】精神不振，抑郁不扬，脘闷腹满，不思饮食，善叹息，或嗳气频作，腹胀，大便失常，女子月经不行。苔薄腻，脉弦。可见于胃肠道神经官能症，结肠激惹综合征，精神性厌食。

【治则】理气解郁。

【方药】柴胡疏肝散，越鞠丸，痛泻要方。

8. 气乱

【病机】由气运逆乱、走窜不定、常因寒热不调或蛔厥所致。

【脉证】时脘部，时腹部，或上或下，或左或右，胀满或顶迫，得嗳气或矢气则愈。或便秘或腹泻，或恶心或呕吐，病有所苦，而无定处。脉弦。可见于胃肠神经官能症，结肠激惹综合征，血卟啉病，癔症，蛔虫病。

【治则】调气平乱。

【方药】乌梅丸。

9. 气浊

【病机】外邪搏击，浊气犯胃。

【脉证】突然呕吐，腹脘痞满闷胀，可伴发热恶寒、头身疼痛。苔白腻，脉濡缓。常见于胃肠型感冒及某些传染性疾病早期有消化道症状者。

【治则】解表化浊。

【方药】藿香正气散去白术、甘草、大枣，加神曲、鸡内金。

10. 气秘

【病机】情志失和，气结不舒，传导失常，腑气不调。

【脉证】大便秘结，欲便不得，嗳气频作，脘腹痞满，甚则腹中胀痛，纳食减少，苔薄腻，脉弦。常见于结肠激惹综合征。

【治则】行气通秘。

【方药】六磨汤。

（二）兼证——痰阻、食滞、血瘀。

1. 痰阻

【病机】痰为气激而上，气因痰腻而滞、痰气相搏，不得流通。

【脉证】胃脘痞满不舒，纳食呆钝，或恶心呕吐，身重嗜睡，倦怠乏力。苔白腻，舌胖，脉濡缓。

【治则】顺气导痰。

【方药】平胃散，二陈汤，导痰汤。上述方可加砂仁、木香、豆蔻等药。

2. 食滞

【病机】饮食生冷，或饮食后感受风寒，致食物不化；暴饮暴食。两者伤脾致痞满。

【脉证】因夹有形之食物，故有痛。胃脘痞满，或胃痛暴作，或呕吐、口和不渴。苔薄白，脉弦紧；胃痛，脘腹胀满，嗳腐吞酸，呕吐不消化食物，吐后痛减。苔厚腻，脉滑。

【治则】温中化滞，消食导滞。

【方药】平胃散加砂仁、紫苏、藿香，或藿香正气散；保和丸，大消痞丸，枳实丸，甚者槟榔丸，或瓜蒂散吐之。

3. 血瘀

【病机】大怒暴怒，气菀于上，搏击血分。

【脉证】郁怒暴痞，面目浮肿，脘腹胁满，二便秘结，四肢胀大，或痰中带血，或口中作血腥味。舌紫黯，或瘀红，脉涩或弦洪。

【治则】调气化瘀。

【方药】失笑散加牡丹皮、降香、红花、苏木、山楂、麦芽之属。甚者加大黄、韭菜汁、桃仁泥。

六、预后

痞满为消化系统常见症候，器质性疾病与功能性疾病均可发生。痞满见于器质性疾患者易于治疗，见于功能性疾患者常缠绵、反复、轻重交替发作而难愈。但一般情况下，预后良好，虽长期反复而不构成健康威胁。但不可轻忽的是，顽固的、进展性的痞满，则是凶兆，多为不治之症的前驱症状。常见于消化道肿瘤，如食道下段、胃、结肠的肿瘤，其早期通常是痞满，后期虽有痛并存，但痞满始终不除，故痞满既是预后，又是早期诊断的标志。

七、结语

痞满既是临床常见症状，如果按中医以症状为病名，则又是一个常见病。但令人遗憾的是，它长期被医界忽视、遗忘，至今仍被排除于法定病名以外，不得正名。而临床实践痞满一证比胃脘痛、腹痛更常见、更多发，为常见的消化系统症候，理应从胃脘痛、腹痛中分化出来，成为一个独立病名，从理论和临床方面纠正既往的偏差，使中医内科学更臻完善。

针对"痞证别论"中余绍源教授讲述的内容，学生提问如下：

弟子问：您讲的气逆跟梅核气的表现比较像，您讲气逆是用旋复代赭汤和五磨饮子，但梅核气一般用的是半夏厚朴汤（四七汤），这个如何理解？

余绍源教授答：在气滞中有半夏厚朴汤，这个可以参考。

弟子问：您在临床上使用乌梅丸治疗气乱的病案多吗？或者说这种类型的患者多吗？

 余绍源教授答：这种气乱的患者临床上也不多见的，因为毕竟是一种神经官能症，而神经官能症不一定表现为气逆，表现为气寒、气逆、气滞的都有，不一定表现为气乱。

弟子问：如果患者确实表现为冲窜顶胀感，是否都需要使用乌梅丸？

余绍源教授答：那也不一定，因为乌梅丸证毕竟属于寒热错杂，如果单纯是气的问题，跟寒热关系不大的，也不一定使用乌梅丸。

弟子问：第九个您讲到气浊，想请教一下，这个"浊"的定义是什么？

余绍源教授答："浊"指的是不正当的六气，特别是山岚瘴气。

弟子问：对于"气陷"这个证型，一般认为是"陷者举之"，用补中益气汤比较好理解，但黄芪建中汤是以建中汤为基础加减，符合"甘缓"的原则，是否会有升陷能力不足的问题？在哪种情况下适合用补中益气汤，哪种情况下适合用黄芪建中汤？

余绍源教授答：关于这个问题，在"气陷"这个证型中有一句话我没有说到，即"若自觉痞满而外无腹胀之型者，当以甘治之，宜黄芪建中汤"。（弟子：如果患者自己觉得胀但我们腹部触诊没有发现什么问题，这个时候用黄芪建中汤；如果我们腹部触诊能够摸到有东西鼓起来，就用补中益气汤？）对，因为如果没有胃下垂的痞满，只是患者自己觉得胀的，就摸不到东西。

弟子问：对于气逆的患者，我们用五磨饮子比较多，用旋复代赭汤较少，因为五磨饮子还是以调气降气为主，而旋复代赭汤更偏于重镇了，想请教一下您，对于气逆，什么时候我们需要用重镇的方法来降气？

余绍源教授答：这个还要看看相当于西医的什么病，如果是偏重于食道方面的问题，比如食道炎，明显感觉胸骨后有顶胀感，吃了东西就顶住、堵住，或者是十二指肠球部溃疡引起的不完全梗阻等，比较适合用降气的方法，如五磨饮子；如果是气冲上来为主的，就要用重镇的方法，旋复代赭汤治疗的关键是有气上逆、上冲的情况比较好。

附录二

慢性腹泻的中医药干预策略与思考

腹泻是指排便次数明显超过平日习惯的频率，粪质稀薄，水分增加，每日排便量超过 200g，或含未消化食物或脓血、黏液。慢性腹泻是指病程在2个月以上或间歇期在2～4周内的复发性腹泻，属于中医学"泄泻""久泻""骛溏"等范畴。

一、中医病因病机认识

脾胃虚弱、水湿不运是导致慢性腹泻发生的关键病机。但该病成因非独脾胃大小肠的病变。

中医学认为，泄泻之主要病变部位在脾胃、大小肠。因胃主受纳，脾主运化，小肠分清化浊，大肠主传导。但其他脏器的传变、生克关系失调亦可导致泄泻。如肝主疏泄，肺通调水道，肾司二便，对大便的形成和排泄都有一定的协调作用，所以泄泻的形成非独脾胃大小肠的病变。

其致病原因有以下几点。

（1）感受外邪。

六淫伤人导致脾胃失调都可发生泄泻，但以湿邪最为重要。湿侵于脾，脾失健运，不能渗化及分清泌浊，水谷并入大肠而成泄泻；湿邪致病多兼夹其他病邪，如长夏兼暑（热），壅遏中焦，则湿热下注大肠。风、寒、暑、火都可引起泄泻，但仍多与湿邪有关。

（2）饮食所伤。

饮食过量，宿食内停；进食不洁，损伤脾胃；肥甘厚味，呆胃滞脾；脾胃受戕，水谷不化精微，反成痰浊。凡此均使脾胃运化失健，水谷停滞，阻碍中州，升降失调，传导失职而发生泄泻。

（3）情志失调。

凡忧思恼怒，木郁不达，肝气横逆乘脾，脾胃受制，运化失常，而成泄泻；或忧思伤脾，致土虚木贼亦可致泄；或素有脾虚湿胜，或逢怒时进食，更易成泄。

（4）脾胃虚弱。

胃主受纳，脾主运化，一降一升，主宰消化吸收，若先天禀赋不足或后天饮食失调，劳倦内伤，久病缠绵均可导致脾胃虚弱，或中阳不健，或中气下陷，不能受纳水谷和运化精微，水谷停滞，清浊不分，混杂而下，遂成泄泻。

（5）肾阳虚衰。

久病及肾，或年老体衰，肾之阳气不足，肾阳虚衰，命火不足，不能助脾胃以腐熟水谷，则水谷不化而为泄泻。

虽泄泻病因与诸多因素有关，但慢性腹泻病程日久，其最关键的病因乃脾胃虚弱。《景岳全书·泄泻》有云："泄泻之本，无不由于脾胃。"脾胃虚弱，湿浊停滞，影响中气斡旋，清阳不升，浊阴不降，脾胃受纳失职，肠腑运化无权，水湿精微夹杂而下，发为泄泻。而后天之本不足，致病程日久，迁延难愈，故脾胃虚弱，水湿不运是导致慢性腹泻发生的关键病机。

二、治疗策略

（一）不离辨证论治，随症加减

1. 脾胃虚弱治以健脾止泻

久泻之人，脾胃虚弱，运化失常是根本，健脾助运为基本治法。正如《杂病源流犀烛·泄泻源流》云："脾强无湿，何自成泄？"

【辨证要点】大便时溏时泻，完谷不化，反复发作，或稍有饮食不
　　　　　　慎即为泄泻，食少腹胀，神疲乏力，舌淡苔白，脉细
　　　　　　弱，治宜健脾益气。

【代表方剂】参苓白术散加减。

【基本处方】党参，白术，茯苓，炙甘草，砂仁（后下），陈皮，
　　　　　　桔梗，扁豆，山药，莲子，薏苡仁，黄芪。

【加减法】若气短少力，大便滑脱不禁，甚则肛门下坠或脱者，加
　　　　　升麻、羌活、石榴皮益气涩肠止泻；胃脘痞闷，舌苔白
　　　　　腻者，加豆蔻理气宽胸化湿。

2. 脾虚湿困治以运脾化湿

脾虚不运，易生湿浊，湿邪为患，最易困脾，二者相互影响，致
水谷湿浊混杂而下，形成泄泻，此当燥湿运脾；甚者湿聚成饮，留于肠
间，便泻泛吐清水，此当利湿健脾。

【辨证要点】食已即泻，大便稀溏，脘痞呕恶，纳呆，口淡，四肢
　　　　　　困倦，舌淡苔白腻，脉濡细；或素盛今瘦，肠鸣辘辘
　　　　　　有声，便泻清水样或泡沫状，泛吐清水，腹胀尿少，
　　　　　　舌淡，苔白润滑，脉濡滑。

【代表方剂】湿邪困脾者，胃苓汤加减。

【基本处方一】茯苓，苍术，陈皮，白术，肉桂，泽泻，猪苓，厚
　　　　　　　朴，甘草。

【加减法】湿重者加豆蔻、厚朴、藿香等芳香燥湿。湿化热者加黄
　　　　　连、黄芩、薏苡仁等清热利湿。水饮留肠者，苓桂术甘
　　　　　汤合己椒苈黄丸加减。

【基本处方二】桂枝，白术，茯苓，甘草，防己，椒目，葶苈子，
　　　　　　　大黄。

【加减法】脘腹胀痛、嗳气者去炙甘草，加乌药、木香以理气温中
　　　　　止痛；湿蕴化热、舌苔黄腻者加连翘、厚朴、马齿苋以
　　　　　清积热化湿；形寒肢冷、脉沉迟、腹部冷痛者，加炮

姜、草豆蔻温中散寒。

3. 肝脾不和治以调和肝脾

肝主疏泄，脾主运化，两者在生理上休戚相关，病理上互为影响。肝脾不和，脾运失健，水谷不化而成湿浊，清浊相杂而下致慢性腹泻。

【辨证要点】每遇情绪紧张或精神刺激而诱发，排便稀烂，少黏液，一般腹痛轻微，每日排便可十多次，每于餐后（特别是早餐后）腹痛即泄，泄后痛减，腹泻常随精神情绪的改变而呈周期性发作，兼见胸脘腹满、肠鸣、头晕、纳呆、四肢倦怠、大便稀烂，舌苔腻，脉濡滑或缓。

【代表方剂】痛泻要方合藿朴夏苓汤加减。

【基本处方】白术，白芍，陈皮，防风，藿香，半夏，赤苓，杏仁，薏苡仁，豆蔻，猪苓，泽泻，厚朴。

【加减法】胃中吞酸嘈杂，加黄连、吴茱萸以泄肝和胃；平素脾虚者，加党参、茯苓、山药以健脾止泻；胸胁胀满加柴胡疏肝行气；不思饮食加稻芽、麦芽开胃消食；泄泻日久，腹部胀痛，便下不爽，口干，心烦，疲乏少力，易感冒，舌体胖，苔白或黄者，为寒热错杂，可改用乌梅丸攻补兼施，调和肝脾；肝郁痰结，下腹触及条索状包块者，可用四逆散合二陈汤以疏肝理气，导痰化浊。

4. 脾肾阳虚治以温肾固脾

脾胃为后天之本，脾虚日久，气伤及阳，必致脾肾阳气俱虚。肾中阳气不足，则命门火衰；阴气极盛之时，则令人洞泻不止。

【辨证要点】泄泻每于黎明前脐腹作痛后，肠鸣即泻，泻后即安，腰膝酸软，形寒，肢冷，舌淡，苔白，脉沉细。

【代表方剂】四神丸合附桂理中丸加减。

【基本处方】补骨脂，吴茱萸，肉豆蔻，五味子，附子（制），肉桂（焗服），党参，白术（土炒），干姜，炙甘草，

　　　　赤石脂，石榴皮。

【加减法】久泄不止，滑脱不禁加禹余粮，诃子肉以涩肠固泻；伴
　　　　　有心烦口干，减附子、炮姜、吴茱萸等温药剂量，加黄
　　　　　连、黄柏调和寒热；肾阳不振者，加仙茅温补肾阳。

5. 寒热互结治以寒热并用

【辨证要点】泻下迁延日久，大便黏滞或杂黏液，或脓血，腹痛，
　　　　　肛门重坠，舌淡红，苔黄厚腻，脉濡数。

【治法】扶正祛邪，寒热并用。

【代表方剂】乌梅丸加减。

【常用药物】温中补脾用附子（制）、桂枝、党参、苍术、干姜、
　　　　　黄芪、炙甘草，清湿热用黄连、黄柏。

【基本处方】附子（制），桂枝，党参，苍术，干姜，炙甘草，黄
　　　　　柏，黄连，当归，乌梅。

【加减法】腹痛重者，加白芍15～30g，配甘草9～15g缓急止痛；
　　　　　大便见脓血者，加槟榔10g、仙鹤草20g清热止血；泄泻
　　　　　日久，见体虚气弱，而腹胀不显著者，加炙升麻4.5g、
　　　　　党参12g、炙黄芪15g补中益气。

6. 脾阴不足治以健脾养阴

　　久泻之人，脾之气阳不足固多，但久泻不止，或过用香燥之品，或
分利太过，耗伤脾阴，脾阴不足，脾之传输功能失司，而泄泻难愈。

【辨证要点】泻下稀水，量不多，口渴引饮，愈饮愈渴，神疲倦
　　　　　怠，小便赤热，舌红少苔，脉细数。

【代表方剂】以参苓白术散加乌梅、木瓜、石斛、白芍、山楂、
　　　　　诃子。

【基本处方】党参，白术，茯苓，炙甘草，砂仁（后下），陈皮，
　　　　　桔梗，扁豆，山药，莲子，薏苡仁，黄芪，乌梅，木
　　　　　瓜，石斛，白芍，山楂，诃子。

除了以上复方还可以辨证使用中成药。

（二）可结合中医外治法

可以配合针灸、灌肠、敷贴等综合性疗法，大大提高治愈率。

三、临证思考

（一）如何灵活应用健脾与运脾之法

久泻之人，无论泄泻缘起何因，在历经反复或持续过程后，总以脾虚为本，湿邪为标。故治疗慢性腹泻关键在治脾，而治脾包括健脾、运脾两方面，健脾则强脾胃之本以制湿，多选用四君子汤、香砂六君子汤、参苓白术散加减；运脾则以燥湿、化湿为主，酌加健脾益气之品，使湿无以困，脾胃自强，多选用芳香化湿或辛温燥湿之品，如苍术、厚朴、藿香、豆蔻等。然何时健脾运脾，临床则需根据症候权衡而行。若脾虚为主，则健脾为先，若湿盛为主，则运脾为先。

（二）久泻施治可否利、补、涩

分利小便常为治暴泻之法，盖因暴泻来势急迫，水湿聚于肠道，洞泻而下，唯有分流水湿，利小便而实大便来止泻。久泻多为脾虚失运或脏腑生克所致，虽有水湿，非一朝一夕而成，此等湿，轻者宜芳香化之，重者宜苦温燥之，若利小便则极易伤及正气，加重病情。

久泻可补但慎纯补，因久泻往往虚中夹实，纯虚之泄泻毕竟为少数。可用能助脾运、性味平和之品进行补益，须慎用滋腻难化之品。

"暴泻不可骤涩"人尽皆知，恐闭门留寇，而久泻虽缠绵时日，但只要湿邪未尽，或夹寒、热、痰、瘀、郁、食等病变，万万不可误以为久泻必虚，一味忙于收涩，易致病势生变。

（三）如何辨明标本虚实

久泻多虚乃常理也，然久泄之因复杂，在病程中又常常发生寒热夹错，虚实互见之象，故医者当善于在复杂多变的症状中把握病证关键，辨明标本虚实，如此方能在治疗上掌握先后缓急，攻补时机。特别是对于一些寒热错杂，虚实互见之症候，需灵活处方，平调寒热，补虚泻实，随证而治。可采用前述之"五辨法"察明病情之标本虚实。

（四）处方宜取何种性质之药

用药宜取"通""化"之品，"通"者是指通导之药，如槟榔、厚朴、枳实等，使积去滞通，胃肠安和，因胃肠以通为用，以降为和，若壅阻痞塞，则不通降，罹患疾病。"化"者，指助运化之品，因脾气以运化为正常，若呆滞板涩，则不化。另外治疗中，还需慎用苦寒或滋腻之品，盖太苦伤脾，太甘生湿，有碍通化。

（五）久泻与食疗、心理治疗有何联系

久泻乃脾胃功能障碍所致，治疗是以恢复脾胃功能为要旨。尤其要注重胃气的存亡，盖久泻能食，形体不致日渐消瘦者易治；泻而不能食，日渐消瘦者难治。摄以清淡、易消化、富含营养之食品，避免生冷水果、油甘厚味、黏滑甜品或不洁食物，可助脾胃功能逐渐恢复。

在慢性腹泻中，肠易激综合征是较典型的与精神因素有关的泄泻，又称情绪性腹泻，常随精神情绪变化而呈周期性发作，属中医辨证的肝木克脾证型。对于这类患者，西药常用抗抑郁药，但往往效果不理想，而从患者具体情况出发，通过医生与患者谈心以消除精神应激，消除顾虑，鼓励患者自我解脱，往往是较有力的治疗措施。久泻可通过食疗、心理治疗加强和巩固疗效。

（六）如何中西医结合

慢性腹泻涉及多种疾病，也可能是多个系统疾病的临床表现，并不一定局限在消化系统，所以，对于慢性腹泻的病因及诊断是一个关键性的问题。

1. 诊断问题

在疾病的病因及诊断方面，由于中医病名的确定多根据临床主症，所以对鉴别腹泻的类型帮助不大。在这一方面，西医有其固有的优势，可以通过大便常规检查、大便培养、血常规、肠镜、钡餐、B超、CT、胃肠功能检查等方法，找到80%以上的慢性腹泻的病因，确定其诊断。但笔者并不主张所有慢性腹泻的患者都进行全部的检查，由于我国是一个经济尚不够发达的国家，所以针对性的检查就十分必要。大便方面的

检查是必备的，如果大便检查异常，则可根据病势、症状、体征等情况，初步判断其可能性，然后在小范围内应用检查来确诊。如黏液脓血便可行肠镜协诊，伴有腹部包块的可行CT检查，以脂肪泻为主的行胰腺方面的检查等。

2. 治疗问题

待诊断明确后，就是治疗问题。

慢性腹泻从病理上来讲可以分为功能性慢性腹泻和器质性慢性腹泻两类，从治疗的特点来讲又分为有明确治疗方案的和没有明确治疗方案的两种，从治疗的效果来看又分为可以治愈的和目前尚无法治愈的两类。所以我们在治疗时应该分别对待。

（1）西医可以确诊，且有明确有效的治疗方案并且可以痊愈的如肠结核、慢性阿米巴痢疾、慢性细菌性痢疾等疾病，通过现有诊疗手段完全可以确诊。西医有整套的治疗方案，而且按照该治疗方案治疗后可以痊愈的疾病，仍然建议以西医治疗为主，中药可辅助治疗，如增强体质、促进恢复等。

（2）西医可以确诊，有明确有效的治疗方案，但无法保证疗效的如肠道晚期肿瘤、炎症性肠病、慢性胰腺炎等疾病，通过现有诊疗手段完全可以确诊。西医也有一定的治疗方案，但疗效并不确切，建议在维持西医治疗的情况下，辅助中药治疗，作用有三：①可以辅助缓解症状。②可以适当缓解所用西药的副作用。③可以改善患者的生活质量。

（3）西医无法确诊或无明确有效的治疗方案，本类型最常见的就是肠易激综合征，由于缺乏特异性的指标，所以本病的确诊仍以排除其他疾病和量表法为主，有一定的不确定性。而且即使确诊，西医方面也仅能使用止泻药物来缓解症状，停药后症状很快反复（2~4周），无法彻底消除症状，所以建议以中医治疗为主，仅在症状明显或有特殊需要（如开重要的会议或司机开车等）时给予临时使用止泻药物。

（4）中医诊治方面。

1）充分发挥中医辨证论治的优势，根据患者的个体差异，进行个性化的治疗。同时，采用异病同治的方法，则可以找到慢性腹泻患者的共通性，避免因病因复杂而导致治疗的困惑，最终达到缓解患者腹泻症状及提高生活质量的目的。

2）慢性泄泻在诊治中应主要抓住虚与湿这两个关键点，运用健脾、补肾、燥湿等方法，使脾胃得健，运化功能恢复，则正气内存，邪不可干，从而使病程缩短，也可以避免疾病复发或反复。

3）根据中医的证型，指导患者平时的饮食调理、情志调摄，减少疾病的诱发因素，巩固药物的疗效。

附

录

附录三

从"肝藏血"探讨肝病的中医治疗

当归，甘、辛、温。入心、肝、脾经。它能补血活血，调经止痛，润燥滑肠，治月经不调、经闭腹痛、癥瘕积聚、崩漏、血虚头痛、眩晕、痿痹、肠燥便难、赤痢后重、痈疽疮疡、跌仆损伤。

从以上当归的性味功用、主治，很难看出它与治疗肝病有密切关系，有些医生在临床用药时往往忽视甚至顾忌它，宁舍弃不用，以保安全。然综观古今有关肝病各方，对当归之运用可谓灵活多变，其配伍使用之奥妙，令人叹为观止。

一、泻肝

（一）龙胆泻肝汤《太平惠民和剂局方》

【组成】龙胆，黄芩，栀子，泽泻，木通，车前子，当归，生地黄，柴胡，生甘草。

【主治】肝经实火，湿热，胁痛，耳聋，胆溢口苦，筋痿，阴汗，阴肿阴痛，白浊溲血。

【解释】本方泻肝胆实火，清下焦湿热。清代吴谦等提到："……然皆泻肝之品，若使病尽去，恐肝亦伤矣，故又加当归、生地黄补血以养肝，盖肝为藏血之脏，补血即所以补肝也。而妙在泻肝之剂仅作补肝之药，寓有战胜抚绥之义矣。"（《医宗金鉴·删补名医方论·卷四》）

（二）**泻青丸**（《**小儿药证直诀**》）

【组成】当归，龙胆，川芎，栀子，大黄，羌活，防风。

上药等分为末，蜜炼如丸鸡头大，每服半丸至一丸。

【解释】本方清肝泻火。治肝热抽搐搦，脉洪实。本方设当归、川芎养血以防火热伤血也。

（三）**龙脑丸**（《**宣明论方**》）

本方载于《丹溪心法》，异名为当归龙荟丸。

【组成】当归，龙胆，栀子，黄连，黄柏，黄芩，大黄，芦荟，青黛，木香，麝香。

蜜炼和丸如小豆大，小儿如麻子大，每服二十丸。

【解释】本方治肝胆实火证，头晕目眩，神志不宁，谵语发狂，或大便秘结，小便赤涩。其中配麝香、木香、当归开通痞塞，理气和血。

二、清肝

（一）**清肝汤**（《**沈氏尊生方**》）

【组成】白芍，川芎，当归，柴胡，栀子，牡丹皮。

【解释】本方治肝血虚有怒火者，其川芎、当归亦入肝养血，助苦寒之品更好地发挥作用，并防其苦寒生变。

（二）**清肝渗湿汤**（《**医宗金鉴**》）

【组成】黄芩，栀子，当归，生地黄，白芍，川芎，柴胡，天花粉，龙胆，泽泻，木通，甘草。

【解释】本方清肝渗湿，治肾囊痈，由龙胆泻肝汤衍变而来。

（三）**滋水清肝饮**（《**医宗己任篇**》）

【组成】生地黄，山药，山茱萸，牡丹皮，茯苓，泽泻，柴胡，当归，白芍，栀子，熟枣仁。

【解释】本方滋肾清肝。治疗肾水不足、肝郁化火、烦躁易怒、失眠多梦之证。方中当归合六味地黄丸，起到养血柔肝、清

205

泄肝火的作用。

三、疏肝

逍遥散（《太平惠民和剂局方》）

【组成】当归，茯苓，白芍，白术，柴胡，炙甘草，生姜、薄荷少许同煎。

【解释】本方疏肝解郁，健脾和营。治疗肝郁血虚，以致两胁作痛，寒热往来，头痛目眩，口燥咽干，神疲食少，月经不调，乳房作胀，脉弦而虚者。

本方疏肝、养血、健脾并用，为调和肝脾常用方剂。肝气郁结，脾失健运则血不养肝。肝郁、脾虚、血虚互为因果。盖肝藏血，体阴而用阳，若但知疏肝健脾，甚则加入香燥辛苦之品以解气郁，必更耗阴血，所以方用当归、白芍养血柔肝也。

四、柔肝

一贯煎（《柳州医话》）

【组成】北沙参，麦冬，地黄，当归，枸杞，川楝子。

【解释】本方滋阴疏肝。主治肝肾阴虚，血燥气郁，胸脘胁痛，吞酸吐苦，咽干口燥，舌红少津，脉细弱或虚弦。肝阴虚而肝气郁，宜养肝阴以疏肝气。肝为刚脏，非柔润不能调和，故用纯甘寒之品养阴柔肝，加入当归养血活血以调肝，借其辛散之性，使诸药补而不滞。

五、暖肝

暖肝煎（《景岳全书·新方八阵·热阵》）

【组成】当归，枸杞，茯苓，小茴香，肉桂，乌药，沉香（或木香亦可）。

【解释】本方暖肝温肾、行气止痛。治疗肝肾阴寒、小腹疼痛、疝气等。张景岳认为疝之成因，是为色欲、劳损、郁怒之后，百受寒邪。故制此一方，暖肝温肾、散寒行气止痛。方中用当归，甘、辛、苦、温，入肝、心、脾经，而长于温养肝血，且为血中气药，补中有行。

六、补肝

补肝汤《医宗金鉴》

【组成】当归，川芎，白芍，熟地黄，木瓜，炙甘草，枣仁。

【解释】本方补血养肝阴。治疗因肝血虚导致的头晕目眩、肢体麻木、双目干涩或急躁易怒或抑郁喜叹息。

方以四物汤补血，加木瓜、麦冬、熟枣仁、炙甘草酸甘化阴以养肝补血。

七、敛肝

调营敛肝饮《医醇賸义》

【组成】当归，白芍，阿胶，枸杞，五味子，川芎，枣仁，茯苓，陈皮，木香，生姜，大枣。

【解释】肝气犯胃，郁而化火，火热伤络，或为吐血，或为黑便。其实证者，用《金匮要略》泻心汤苦寒清泄，直折其火，使火降气顺则血止；虚证则用调营敛肝饮，方中当归、阿胶、川芎养血止血，枸杞、五味子、枣仁、茯神柔肝敛肝。所谓敛肝，即收敛肝刚强亢烈之气，以和润柔和之法，非直折也，乃抚绥柔化之法。虽不直接治胃，敛肝即以治胃。此即治肝即治胃，敛肝即止血。

【讨论】

（1）上述治疗各类肝病的方剂，均使用当归，说明肝藏血，使用当归既有引经报使的作用，又有治本、正源的作用。

（2）泻肝、清肝、柔肝、疏肝、暖肝、补肝、敛肝，用当归当无异议，临床上，不可忽视当归在肝病治疗中的作用。故曰：治肝不用当归，非其治也。

（3）临床运用当归，视病情决定。肝实宜泻，肝热宜清，肝郁宜疏，肝刚宜柔，肝寒宜暖，肝虚宜补，肝泄宜敛。

1）肝实宜泻：适于肝经实火之证，当归配合龙胆草、黄芩、栀子、黄柏、青黛等苦寒直折之药，用车前子、木通、大黄等从二便导引肝火。

2）肝热宜清：肝火盛而未甚，可用当归配合苦寒泻火之品。如属阴虚火旺，配合六味地黄丸，以壮水制火。

3）肝郁宜疏：当归配合柴胡、白芍、生姜等药以疏肝理气，养血柔肝。

4）肝刚宜柔：以当归配合甘寒养阴之品，如麦冬、生地黄、北沙参、枸杞、川楝子等。

5）肝寒宜暖：肝寒则筋脉收引，必须暖肝以行气止痛，以当归配合肉桂、乌药、小茴香、沉香等药。

6）肝虚宜补：肝虚即肝阴虚、肝血虚。当归配合川芎、白芍、熟地黄、木瓜、枣仁以酸甘化阴，养肝补血。

7）肝泄宜敛：肝气疏泄太过致胃络溢血宜收敛。当归配合枸杞、五味子、枣仁、茯神、阿胶等柔肝敛肝，养血止血。

（4）治肝之病，知肝藏血，应用当归。但有个别情况，必须牢记，除上述治肝诸法外，还有平肝、镇肝之法，这两种情况不宜使用当归。盖肝肾阴亏致肝阳上亢，风自肝生，气血逆乱，自宜平肝镇肝，滋阴潜阳之法，如镇肝息风汤、天麻钩藤饮之属。

附录四

中医治疗肝硬化的若干问题

一、如何做到早期诊断及有效治疗，阻断或延缓肝硬化进程

（一）早期诊断标准

（1）早期症状不明显，较轻，出现无特异性的乏力、食欲减退、消化不良、恶心、呕吐、右上腹隐痛、腹泻等症状。

（2）早期体征不明显：肝常肿大，部分患者脾大，可有蜘蛛痣、肝掌。

（3）早期肝功能多在正常范围内或轻度异常。

（4）患者不注意、常常忽视。

（二）早期治疗对策

（1）积极运用清热解毒、疏肝健脾、清热利湿、补益肝肾等法以控制肝炎活动。

（2）运用活血化瘀法抑制纤维结缔组织 I 型、Ⅲ型胶原的增生，从而起到延缓甚至阻滞肝纤维化进程的功效。

（3）生活上注意休息，饮食上加强营养，戒酒，慎用损肝药物。

二、如何纠正难治性腹水

肝硬化腹水的形成是多种因素综合作用所致。早期，以泛溢为主，即肾钠潴留在前，腹水形成在后；后期，腹水持续存在，继发水钠潴留

增加，则以"充盈不足"起主要作用。但肝功能失代偿、周围动脉血管扩张的病理改变，则贯穿在疾病全过程。因此，腹水的治疗既非易事，而难治性腹水更是难中之难的事。所谓难治性腹水，指腹水反复发作或持续不退，经正规利尿剂治疗6周后无明显消退，这样的腹水治疗极为困难，称为难治性腹水。

（一）西医治疗难治性腹水的方法

对于难治性腹水，西医采用的办法常是：①利尿+扩容。②自身腹水回收。③腹腔穿刺放液。④腹腔—颈静脉分流术。⑤淋巴液引流术。⑥门–腔静脉分流术。

（二）中医药治疗难治性腹水

下面从补、攻两个方面谈谈。

1. 补——纠正低蛋白血症，提高血浆胶体渗透压

白蛋白为人体从食物经消化道吸收所化生的精微，乃正气赖以维系之品，故欲提高白蛋白，即补益精气之谓，必以血肉有情之品图治。

可用：①阿胶、鹿角胶、龟甲胶、紫河车等加入汤药方中或作为食疗配合使用。②山药30g、薏苡仁15g、少许陈皮煮乌龟熬汤饮用。③黄芪15g、芡实15g、何首乌15g、鸡内金15g、玉竹15g煎汤常常饮用。④高丽参10g、陈皮6g炖服。⑤重用白术，有健脾、利水消肿的作用，补中寓利，可增加白蛋白，纠正白蛋白与球蛋白的比例倒置。轻则用30g，重则用60g。舌黏腻、湿盛者白术宜生用，舌红、苔少、阴虚者白术宜炙用，舌淡、苔薄边有齿痕、脾虚者，白术宜炒用。⑥鳖甲15g、蚕蛹9g，水煎服，有助于治疗白蛋白与球蛋白的比例倒置。

2. 攻——合理使用利尿剂

（1）急攻。证属邪实而正尚不虚者，患者腹胀撑急，胀痛难忍，或下肢浮肿，不能平卧，端坐而气短，呼吸急促，尿量极少，出现脐疝或腹疝等，就是"标实则需急治"，不得不以急攻逐水。

可用：①苦猪胆1个，豆腐浆一大碗，将豆腐浆加热后，加入猪胆1个，饮服。若无鲜猪胆，用干者置温水中泡开亦可，豆腐浆以卤水点

者为优，勿取石膏点。②用蝼蛄（7～10g）、蟋蟀（3～4.5g）研成粉末入胶囊内吞服，煎服无效。

（2）缓攻。证属正虚邪恋或邪正相搏阶段，腹胀而不甚苦急，可以从容用缓攻之法，即"本虚只能缓图"之意。常用补益气血、滋养肝肾、健脾渗湿的基本方中加入行气化瘀，消胀软坚，清热化湿等药。

可用：①活血化瘀药。大黄、桃仁、丹参、赤芍、五灵脂、当归、红花、莪术、三棱、䗪虫、三七、泽兰、水红花子、九香虫、乳香等。②行气解郁药。柴胡、枳壳、延胡索、郁金、青皮、陈皮、木香、绿萼梅、麦芽（生）。③清热化湿药。茵陈、栀子、大黄、龙胆、蒲公英、金钱草、大青叶、虎杖。④补气药。黄芪、党参、人参、白术、茯苓、黄精、黑豆。⑤补阴药。生地黄、鳖甲、玄参、麦冬、石斛、地骨皮、芦根、龟甲、太子参、枸杞。⑥补脾肾阳药。干姜、淫羊藿、益智、肉苁蓉。⑦利水药。防己、商陆、牛膝、车前子、泽泻、椒目。⑧通水药。腹水草、葶苈子、牵牛子、郁李仁。⑨软坚药。鳖甲、牡蛎、海藻、石见穿。

三、经验与体会

（一）病变复杂，积重难返

由于肝硬化是多种原因导致的肝的弥漫性、进行性损害，导致肝小叶结构的破坏、肝细胞的坏死和肝血流的重建。临床上常见两大综合征，即肝功能损害及门脉高压综合征。病变迁延，日积月累，故非短期内之变化，乃长期病变的结果，到肝功能失代偿期更是气结、血瘀、水裹三者错综复杂的交变，恶性循环，互为因果，胶结缠绵，难以解脱。另外由于气、血、水的盘踞，肝、脾、肾三脏的水湿运转功能受阻，日渐虚衰，终至正气不足，演变为大虚（肝脾肾）有实候（气结、血瘀、水裹）、大实有羸状。到后期，虚者愈虚，实者愈实，千古以来，"臌"与"风、痨、膈"合而为四大难证。

病理过程的复杂，气血阴阳的运转失调，寒热虚实的交替变化，给治疗带来了错综复杂的问题。

1. 治疗腹水困难

腹水的出现已是疾病晚期，此"水"不能以邪气概论，因其本身亦为液体漏出，乃津液的一部分，因此，过多的渗利，有害正气，不予去除，则变症更多。故腹水的去除，宜适当处理。

目前，中药去除腹水尚缺乏有效、安全、易于控制剂量、可以重复临床使用的方药。所谓有效，应该包含速效的意思，并非指有利尿作用、但起病缓慢的药物。对于一个急需解决腹胀的患者，迅速地利尿是不可少的，但目前中药（或方剂）仍未能解决这个问题，这是应当正视而不应回避的问题。

所谓安全，指在利尿过程中无副作用，患者可以耐受、可以坚持服用的药，但可惜能符合要求的中医方药不多。所谓易于控制，即根据病情使用，利尿剂的量可以随意调整，由于这类方药一般副作用大，且缺乏有效的中成药制剂，用一般汤剂、散剂、丸剂在剂量控制方面难以驾驭，造成中医药治疗腹水滞后的原因也在此。所谓可以临床重复使用，即一个方药给某患者使用有效，为其他任何一个患者使用亦应有效，不应局限于某些患者。由于中医在治疗腹水时是辨证论治，所以用药往往只局限于某些证型，而不适用于其他证型，这就给临床推广使用造成困难。因此，在临床方面，希望能有些方药能不论证型都有利尿的作用。

2. 腹水的治疗方法

（1）祛湿利水。这一类的腹水，除腹水外，尚有下肢肿，盖湿盛注下所致，辨证为实胀的范畴。以舌苔白腻浊（或白或黄），便溏，纳呆为主症。常用方药有中满分消丸、八正散、导水茯苓汤、五苓散及五皮饮。湿从热化，舌苔黄，脉滑数者，可加入白茅根、萆薢、薏苡仁、竹节草、鸡骨草、车前草、赤小豆和土茯苓；若湿从寒化，舌苔白腻，脉濡滑或濡缓者，可加入苍术、草果、桂枝、藿香和佩兰等以温化或芳化寒湿。在祛湿过程中，应注意行气药的使用，气不行则湿不去，故不论湿热或寒湿，均应加入行气的药物，以增强去湿的效果，如厚朴、枳实、木香、槟榔、大腹皮、青皮、陈皮、乌药和砂仁等。

（2）健脾利水。此法适用于脾虚不能运化水湿、属虚胀者，辨证要点在于"舌"。见舌淡红，或嫩红或淡，有齿痕或舌质胖，苔白薄或滑腻，脉濡细弱，腹胀朝宽暮急，纳呆便溏。方药可选用六君子汤、实脾饮、加味异功散、理中汤、附桂理中汤和补中益气汤等。

（3）温肾利水。若形寒肢冷，腰膝酸痛，尿少浮肿，则为肾阳虚，肾不化气，水溢为患，应用温肾利水法。常用方药有济生肾气丸和真武汤。

（4）祛瘀利水。血瘀夹湿，除臌胀外有面色黧黑，晦暗，舌暗或瘀，腹部有坚块，宜于逐水药中加入去瘀软坚药物，如鳖甲、莪术、桃仁、全蝎等。

（5）养阴利水。水为阴邪，既有腹水，则阴邪偏盛无疑。当以利水、逐水、祛湿、渗湿、化湿等法治疗，而养阴法为治腹水病所不宜。但在臌胀病的发展过程中，初期为阳虚臌胀，后疏利太过、水分丧失，或因失血（上消化道出血），或湿从热化、烧灼阴津，造成阳损及阴，就形成了阴虚臌胀证。这时患者舌质红绛或暗紫，舌光干苔，脉细数或虚数无力。咽干口燥，掌心发热，此类型臌胀为臌胀之逆证，最易发生并发症，如上消化道出血（呕吐或便血）及各种出血症，如鼻衄和齿衄，同时可能出现肝性脑病、癌变、肝肾综合征等恶性并发症而致病情恶化或死亡。这一类型臌胀，其病机一方面是腹大坚满、水停不化，一方面是肝肾阴亏、阴虚火旺。治疗时，若利水，则阴虚更甚，虚火更炽，若养阴，则水停愈甚，腹大有加，处于进退两难境地。正确的处理是既利水又养阴，做到利水而不伤阴，养阴而不潴水，即滋养肝肾，淡渗利水。以一贯煎滋补肝肾，猪苓汤利水不伤阴。如舌绛苔少，口燥津干，可加入太子参、石斛、北沙参、麦冬、生地黄、玄参及玉竹等养阴药；如小便短少，可加入薏苡仁、茅根、萆薢及通草；如午后潮热，可加入银柴胡、地骨皮、鳖甲、阿胶及龟甲退热除蒸；如出现各种血症又应加入凉血止血之品，如犀角（水牛角代）、牡丹皮、旱莲草、侧柏叶、仙鹤草及茜根之类。总之，阴虚臌胀，是疾病后期的表现，一般应以救阴为主，消胀利水为次，是救阴后消胀，否则先后不循缓急，则变证接踵而来。但亦有阴虚夹湿热之证，症见舌质绛红或瘀红，苔黄厚腻，发热，目黄，尿少，脉滑数等。此时，应以"阳黄"论治，先去湿热，而后养阴。因湿从热化，其势正盛，烧灼阴津，不去湿清热，则阴津愈竭，稍有迟疑，则阴无可救矣。

（二）治法宜忌，临证审慎

1. 关于虚实

臌胀病变多端，错综复杂，病变先后发展阶段不同，临床表现证型不一。早期多为气滞湿阻，湿热蕴结为水邪壅盛的实证；中期由标实转为本虚而为寒湿困脾和脾肾两虚证；晚期病情进一步加重，而成肝脾血瘀和肝肾阴虚，前者易并发大出血，后者易伴发昏迷。这是一般发展规律，亦有一两个证型同时兼有者，其病变更为复杂，宜细察辨证。

2. 关于治法

臌胀病机总不离肝、脾、肾三脏功能失调，气、血、水停聚腹中之故。治法宜根据标本虚实来定。

实证当以疏肝运脾为原则，根据气、血、水三者的偏盛，采用理气、化瘀、行水等法；虚证当以调补肝脾为原则，根据脾肾阳虚与肝肾阴虚的不同，采用温补脾肾或滋养肝肾之法。注意虚实的错杂与转化，重视调理脾胃功能，并应贯彻疾病始终，所谓"执中央运四旁"是也。

3. 关于攻补

实则攻之、虚则补之。对于臌胀来说，攻补更具鲜明特点，因患者腹水出现，多属疾病晚期，此时虚实互见、寒热夹杂，气滞、血瘀、水裹混为一体。攻之因虚不能受，投鼠忌器；补之则贼邪反害，闭门留寇。攻下派代表人物张子和在《儒门事亲》中认为："养生与攻疴本自不同，今人以补剂养病、宜乎不效。"他主张用舟车丸、浚川丸、禹功散等攻下方剂。还以自己的医案证实这个观点："张承运，年岁五十，腹如孕妇，面黄食减……以舟车丸引之……腹平软，健啖如昔。"此时应审时度势，权衡利弊，总以驱邪不伤正，补虚不滞邪为宜。这就是攻补之间的先后、适度问题。明代张介宾在《景岳全书·水肿论治》中对前人攻补之争评论道："逐水利水之剂，但察其果系实邪，则此等之法，诚不可废。但必须审证明确，用当详慎也。"是说邪实不可不攻，任其肆虐，养虎为患，终至正气不支衰败而亡。主补派代表人物朱丹溪反对攻法，在《丹溪心法》中指出："病者苦于胀急，喜行利药，以求一时之快，不知宽得一日半日，其肿愈甚，病邪甚矣，真气伤矣。"故在治疗上强调养正补虚。张、朱二氏之说，为臌胀之治法辟开两大法门，但难免有偏颇之嫌，盖专事攻伐，则有邪去人危之虑；一任补养，则有邪盛人亡之变。故攻补兼施，灵活变化方为上策。变，即张介宾所言"用当详慎也"之谓。清代傅抱奇在《医彻》中则进一步提出具体方法可为"十攻而一补、半攻而半补、十补而一攻"等。清代吴谦《医宗金鉴·杂病心法要诀》中的论述更为具体："欲投诸攻下之药，而又难堪，然不攻之终无法也。须行九补一攻之治。是用补养九日，俟其可攻之机，而一日又用泻下药攻之。……其后或补七日、攻一日；补五日、攻一日；补三日、攻一日，缓缓求之，以愈为度。"对攻补兼施之法发挥更为完善，也为攻补之争作了较恰当的说明。

4. 莫求速效

攻补措施制订后，宜作全面衡量，莫攻伐太过，急于求效。应遵照《素问·至真要大论》中"衰其大半而止"的原则。《格致余论·臌胀论》中指出"此病之起，或三五年，或十余年，根深矣，势笃矣，欲求速效，自求祸耳"。应耐心调治，恐耗伤脏气。

5. 关于中西医结合

肝硬化失代偿期，无论中医、西医都视为难治之病，在治疗上缺乏行之有效、药到病除的措施。但两者都有各自的特点和优势，因而充分利用两种医药的所长，弥补两者之短，可以提高疗效。肝硬化早期，患者无特异性症状，从西医角度来说为无病可辨，从中医角度来说为有证可辨。也就是说西医无病可辨，中医有证可辨，这就是中医方面的优势，可以通过疏肝理脾，化湿等方法治疗各种证型，达到抑止病势进一步发展的目的。肝硬化失代偿期，出现明显的门脉高压及肝功能损害综合征，病的面貌已显而可见，即诊断明确，对西医而言，有病可辨。当然，对中医而言更是有证可辨，在此阶段，中西医药都有一定的优势。总的来说，在改善肝功能、退黄方面中医优势较高，在治疗门脉高压、减轻腹水方面西医优势较多，因此最宜两者结合使用。至于晚期并发症的出现，不论是上消化道出血、肝性昏迷，还是腹水合并感染和肝肾综合征等都应中西医结合治疗，以更快速地控制病情，抢救患者。

四、预后与转归

本病的预后取决于患者的营养状况、有无腹水、有无肝性脑病、血清胆红素和白蛋白水平及凝血酶原时间，还与病因、年龄及性别有关。

五、预防

针对引起臌胀的原因做好以下几个方面，有利于预防臌胀的发生。

（1）避免饮酒过度，患过黄疸的患者更应忌饮。

（2）感染血吸虫也是臌胀的一个主要病因，应注意避免与疫水接触。

（3）避免情志所伤和劳累过度。

（4）已患黄疸和积聚的患者，应及时治疗、休息，务使疾病好转、痊愈。

六、调理

对已患臌胀病的患者，应从以下几方面进行护理。

（1）患者以卧床休息为主，如腹水较多，应取半卧位。

（2）在饮食方面，宜进低盐饮食，因食盐有凝涩助水之弊，在尿量特别少的情况下，应给予无盐饮食。有出血倾向的患者，忌食煎炸、辛辣、坚硬的食物，以防助热伤络。

一般饮食以半流质和无渣饮食为宜，少量多餐，多吃蔬菜、豆腐、瘦肉、鸡蛋等富于营养的食物，餐次分配为早上、中午多食，晚餐少食，这样有助于脾胃的转输，并能避免夜间腹胀影响睡眠。

1）冬瓜粥：带皮冬瓜80~100g，粳米100~150g。冬瓜洗净切成小块，粳米洗净。冬瓜、粳米同入锅内，加水1 000mL左右，煮至瓜烂米熟汤稠为度。每日上午、下午随意服食。适用于臌胀证属寒湿困脾者。

2）山药桂圆炖甲鱼：山药片30g，桂圆肉20g，甲鱼1只（约重500g）。将甲鱼宰杀，洗净去杂肠，连甲带肉加适量水，与山药、桂圆肉清炖至烂熟，吃肉喝汤。适用于臌胀证属肝肾阴虚者。

3）枸杞南枣煲鸡蛋：枸杞30g，南枣10g，鸡蛋2个。将枸杞、南枣加水适量文火炖1小时后，将鸡蛋敲开放入，再煮片刻成荷包蛋。吃蛋喝汤，每日2次。适用于臌胀证属肝肾亏损、脾胃虚弱者。

4）鲤鱼赤豆汤：鲤鱼1条（约重500g），陈皮6g，赤小豆120g。鲤鱼去鳞杂洗净，加陈皮、赤小豆共煮，以烂为度，可加适量白糖，吃肉喝汤，每周2~3次。适用于臌胀证属寒湿困脾者。

（3）患者若在医院住院，应每日记录小便次数、颜色、尿量，借以了解水湿消退情况。每星期测量体重、腹围1~2次，以帮助判断病情。患者如发生呕吐，对呕吐物的颜色、数量须细致观察和记录。

（4）如需服用逐水药物，以在清晨空腹为宜。

（5）病情稳定者，可适当进行轻微体育活动，如太极拳之类，以助脾胃健运、肝气条达、血脉流畅，有利于疾病恢复。

（6）注重精神调理。肝硬化患者须注意休息，保持积极、乐观情绪，有助于疾病康复。

附
录